《饮膳正要》注解

〔元〕忽思慧　著
谢　普　注

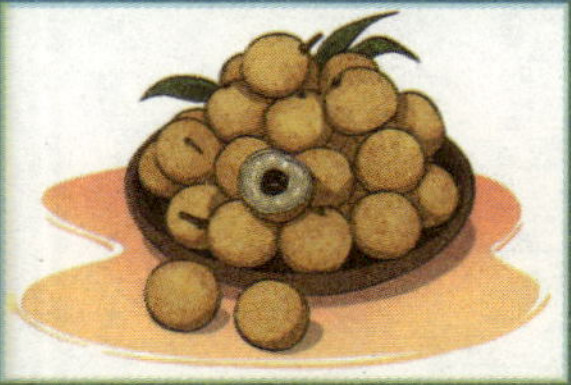
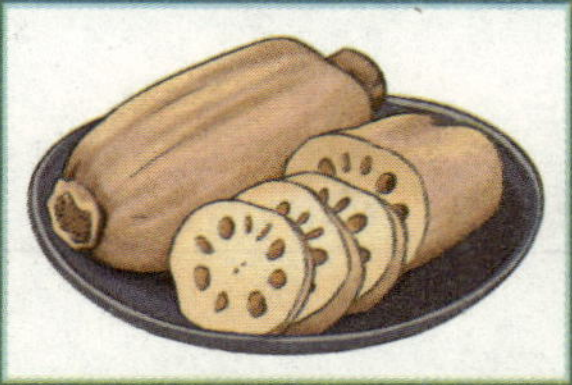
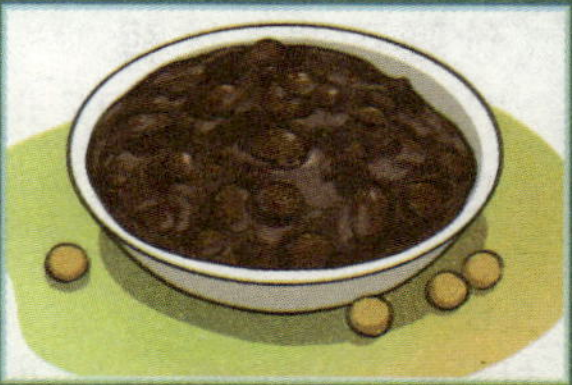

甘肃科学技术出版社
甘肃·兰州

图书在版编目（CIP）数据

《饮膳正要》注解 / （元）忽思慧著 ； 谢普注. 兰州 ： 甘肃科学技术出版社, 2025. 6. -- ISBN 978-7-5424-3333-6

Ⅰ. R247.1

中国国家版本馆CIP数据核字第2025UD4289号

《饮膳正要》注解

YINSHANZHENGYAO ZHUJIE

〔元〕忽思慧 著　谢 普 注

责任编辑 杜雨璇
封面设计 李舒园
版式设计 马文红

出　版 甘肃科学技术出版社
社　址 兰州市城关区曹家巷1号　730030
电　话 0931-2131572（编辑部）　0931-8773237（发行部）

发　行 甘肃科学技术出版社　**印　刷** 天津海德伟业印务有限公司
开　本 640 毫米×910 毫米　**印　张** 10　**字　数** 139千
版　次 2025 年 7 月第 1 版
印　次 2025 年 7 月第 1 次印刷
印　数 1～10000
书　号 ISBN 978-7-5424-3333-6　**定　价** 69.00 元

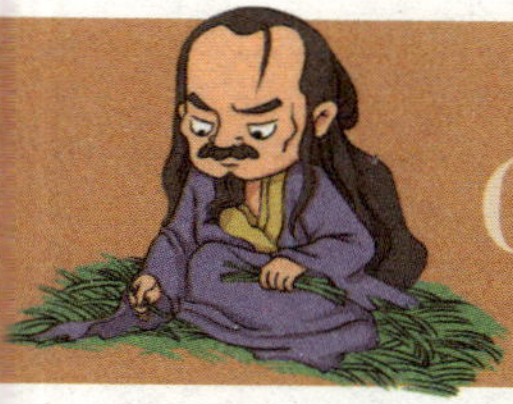

CONTENTS 目录

卷第一

卷第二

卷第三

卷第一

三皇圣纪：据目录补，原无，诸本同。

三皇圣纪

太昊伏羲氏

风姓之源，皇熊氏之后。生有圣德，继天而王，为万世帝王之先。位在东方，以木德王，为苍精之君。都陈时，神龙出于荥河，则而画之为八卦。造书契，以代结绳之政，立五常，定五行，正君臣，明父子，别夫妇之义，制嫁娶之理。造屋舍，结网罟以佃渔，服牛乘马，引重致远。取牺牲供祭祀，故曰伏羲氏。治天下一百一十年。

网罟：古代打猎捕鱼用的工具。

佃：打猎，通“畋”。

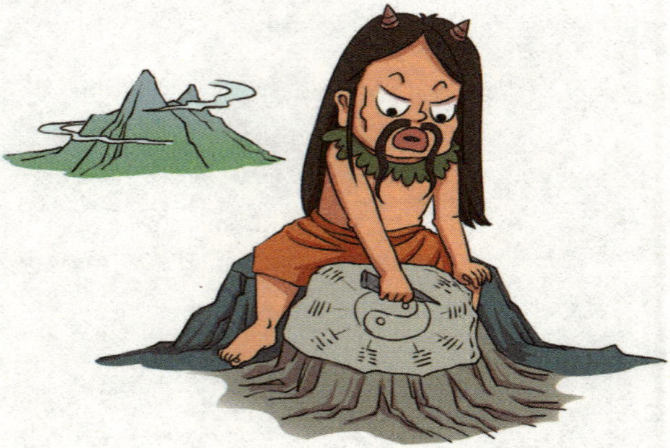

炎帝神农氏

姜姓之源，烈山氏之后。生有圣德，以火承木，位在南方，以火德王，为赤精之君。时人民

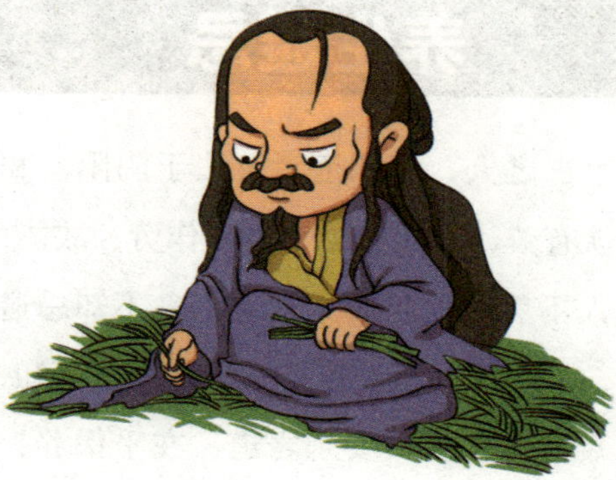

茹草饮水，采树木之实，而食蠃蜯之肉，多生疾病，乃求可食之物，尝百草，种五谷，以养人民。日中为市。作陶冶，为斧斤，造耒耜，教民耕稼，故曰神农。都曲阜。治天下一百二十年。

蠃蜯（luó bàng）：蠃同“螺”。《尔雅注疏卷九·释鱼第十六》：“蠃与螺音义同。”蜯为蚌之古字。《淮南子·说林训》：“蜯象之病，人之宝也。”

耒耜（lěi sì）：古代一种类似犁的农用工具。

黄帝轩辕氏

姬姓之源，有熊国君少典之子。生而神灵，长而聪明，成而登天。以土德王，为黄精之君，故曰黄帝。都涿鹿。受河图，见日月星辰之象，始有星官之书。命大挠探五行之情，占斗罡所建，始作甲子；命容成作历；命隶首作筭数；命伶伦造律吕；命岐伯定医方。为衣冠以表贵贱，治干戈，作舟车，分州野。治天下一百年。

大挠：黄帝史官。《吕氏春秋·勿躬》称其始作甲子。

容成、隶首、伶伦：均是黄帝的大臣。

筭（suàn）：古时为计数的筹码。《说文·竹部》：“筭，长六寸，计历数者。”

养生避忌

夫上古之人，其知道者，法于阴阳，和于术数，食饮有节，起居有常，不妄作劳，故能而寿。今时之人不然也，起居无常，饮食不知忌避，亦不慎节，多嗜欲，厚滋味，不能守中，不知持满，故半百衰者多矣。夫安乐之道，在乎保养，保养之道，莫若守中，守中则无过与不及之病。春秋冬夏，四时阴阳，生病起于过与，盖不适其性而强。故养生者，既无过耗之弊，又能保守真元，何患乎外邪所中也。故善服药者，不若善保养，不善保养，不若善服药。世有不善保养，又不能善服药，仓卒病生，而归咎于神天乎！善摄生者，薄滋味，省思虑，节嗜欲，戒喜怒，惜元气，简言语，轻得失，破忧阻，除妄想，远好恶，收视听，勤内固，不劳神，不劳形，神形既安，病患

生病起于过与：见《素问·经脉别论》“生病起于过用”。

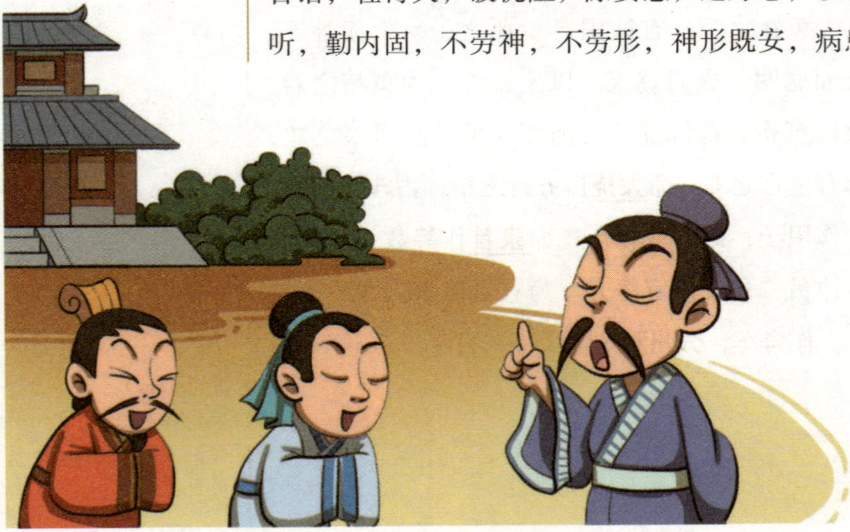

何由而致也。故善养性者，先饥而食，食勿令饱，先渴而饮，饮勿令过。食欲数而少，不欲顿而多。盖饱中饥，饥中饱，饱则伤肺，饥则伤气。若食饱，不得便卧，即生百病。

凡热食有汗，勿当风，发痉病，头痛，目涩，多睡。夜不可多食，卧不可有邪风。凡食讫温水漱口，令人无齿疾、口臭。汗出时，不可扇，生偏枯。

痉病：指热性病表现的背强反张、口噤不开的病症。

偏枯：即半身不遂。

勿向西北大小便。勿忍大小便，令人成膝劳、冷痹痛。勿向星辰日月、神堂庙宇大小便。夜行，勿歌唱大叫。

一日之忌，暮勿饱食；一月之忌，晦勿大醉；一岁之忌，暮勿远行；终身之忌，勿燃灯房事。服药千朝，不若独眠一宿。如本命日及父母本命日，不食本命所属肉。

晦：指阴历的月末。

凡人坐，必要端坐，使正其心。凡人立，必要正立，使直其身。立不可久，立伤骨。坐不可久，坐伤血。行不可久，行伤筋。卧不可久，卧伤气。视不可久，视伤神。

食饱勿洗头，生风疾。如患目赤病，切忌房事，不然令人生内障。沐浴勿当风，腠理百窍皆开，切忌邪风易入。不可登高履险，奔走车马，气乱神惊，魂魄飞散。大风，大雨，大寒，大热，不可出入妄为。口勿吹灯火，损气。

凡日光射，勿凝视，损人目。勿望远，极目观，损眼力。坐卧勿当风湿地。夜勿燃灯睡，魂

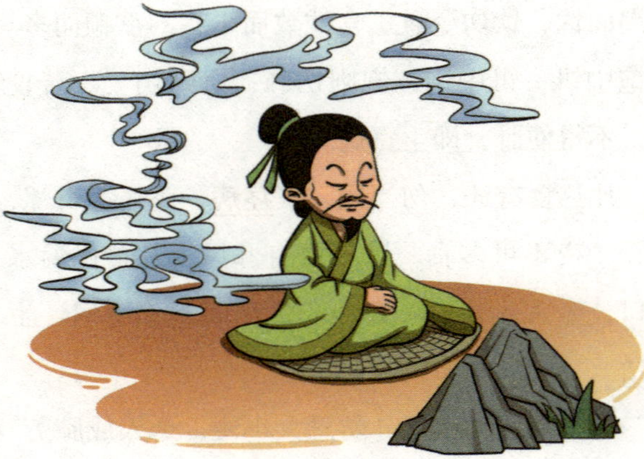

魄不守。昼勿睡，损元气。食勿言，寝勿语，恐伤气。

凡遇神堂庙宇，勿得辄入。

凡遇风雨雷电，必须闭门，端坐焚香，恐有诸神过。

怒不可暴，怒生气疾恶疮。远唾不如近唾，近唾不如不唾。虎豹皮不可近肉铺，损人目。

避色如避箭，避风如避仇，莫吃空心茶，少食申后粥。

空心：这里指空腹。

古人有云：入广者，朝不可虚，暮不可实。然不独广，凡早皆忌空腹。古人云：烂煮面，软煮肉，少饮酒，独自宿。古人平日起居而摄养，今人待老而保生，盖无益。

广（kuàng）：旷野，通“旷”。

凡夜卧，两手摩令热，揉眼，永无眼疾。凡夜卧，两手摩令热，摩面，不生疮皯。一呵十搓，一搓十摩，久而行之，皱少颜多。凡清旦，以热

皯：面色黝黑，通“奸”。

水洗目，平日无眼疾。凡清旦刷牙，不如夜刷牙，齿疾不生。凡清旦盐刷牙，平日无齿疾。凡夜卧，被发梳百通，平日头风少。凡夜卧，濯足而卧，四肢无冷疾。盛热来，不可冷水洗面，生目疾。

凡枯木大树下，久阴湿地，不可久坐，恐阴气触人。立秋日，不可澡浴，令人皮肤粗燥，因生白屑。常默，元气不伤；少思，慧烛内光；不怒，百神安畅；不恼，心地清凉。

乐不可极，欲不可纵。

妊娠食忌

跸：指站立不正或单脚站立。汉·刘向《列女传·周室三》："古者妇人妊子，寝不侧，坐不边，立不跸。"

瞽（gǔ）：眼睛失明，这里引申为闭眼。

上古圣人有胎教之法，古者妇人妊子，寝不侧，坐不边，立不跸。不食邪味，割不正不食，席不正不坐，目不视邪色，耳不听淫声，夜则令瞽诵诗，道正事，如此则生子形容端正，才过人矣。故太任生文王，聪明圣哲，闻一而知百，皆胎教之能也。圣人多感生，妊娠故忌见丧孝破体残疾贫穷之人，宜见贤良喜庆美丽之事。欲子多智，观看鲤鱼孔雀。欲子美丽，观看珍珠美玉。欲子雄壮，观看飞鹰走犬。如此善恶犹感，况饮食不知避忌乎。

妊娠所忌：食兔肉，令子无声缺唇。食山羊肉，令子多疾。食鸡子干鱼，令子多疮。食桑椹鸭子，令子倒生。食雀肉饮酒，令子心淫情乱，不顾羞耻。食鸡肉糯米，令子生寸白虫。食雀肉豆酱，令子面生鼾黯。食鳖肉，令子项短。食驴肉，令子延月。食冰浆，绝产。食骡肉，令子难产。

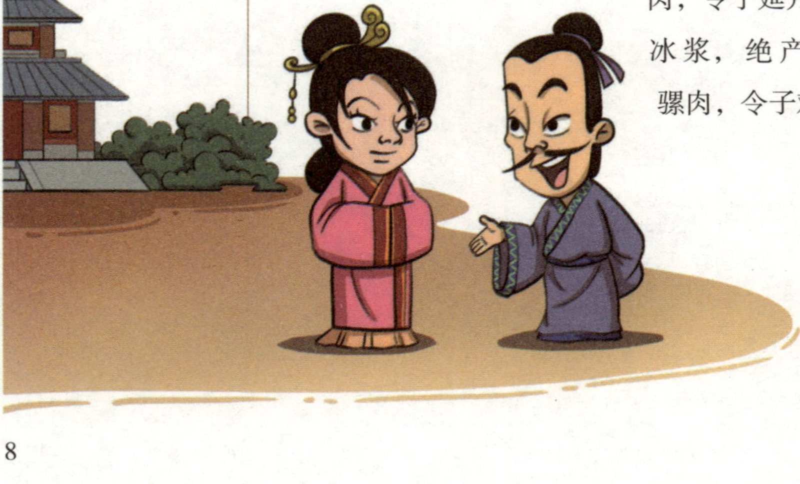

乳母食忌

凡生子择于诸母，必求其年壮，无疾病，慈善，性质宽裕，温良详雅，寡言者，使为乳母。子在于母资乳以养，亦大人之饮食也。善恶相习，况乳食不遂母性。若子有病无病，亦在乳母之慎口。如饮食不知避忌，倘不慎行，贪爽口而忘身，适性致疾，使子受患，是母令子生病矣。

乳母杂忌：夏勿热暑乳，则子偏阳而多呕逆。冬勿寒冷乳，则子偏阴而多咳痢。母不欲多怒，怒则气逆，乳之令子颠狂。母不欲醉，醉则发阳，乳之令子身热腹满。母若吐时，则中虚，乳之令子虚羸。母有积热，盖赤黄为热，乳之令子变黄不食。新房事劳伤，乳之令子瘦瘁，交胫不能行。母勿太饱乳之，母勿太饥乳之，母勿太寒乳之，母勿太热乳之。子有泻痢、腹痛、夜啼疾，乳母忌食寒凉发病之物。子有积热、惊风、疮疡，乳母忌食湿热动风之物。子有疥癣、疮疾，乳母忌食鱼虾、鸡马肉发疮之物。子有癖、疳、瘦疾，乳母忌食生茄黄瓜等物。

凡初生儿时，以未啼之前，用黄连浸汁，调朱砂少许，微抹口内，去胎热邪气，令疮疹稀少。凡初生儿时，用荆芥黄连熬水，入野牙猪胆汁少许，洗儿。在后虽生斑疹、恶疮，终当稀少。凡小儿未生疮疹时，用腊月兔头并毛骨，同水煎汤，

颠狂：即癫狂。

野牙猪：即野猪。

洗儿，除热去毒，能令斑疹诸疮不生，虽有亦稀少。凡小儿未生斑疹时，以黑子母驴乳令饮之，及长不生疮疹诸毒。如生者，亦稀少。仍治小儿心热、风痫。

“凡初生儿时……风痫”此四条内容与标题“乳母食忌”不符，疑脱目。

饮酒避忌

酒，味苦甘辛，大热，有毒。主行药势，杀百邪，去恶气，通血脉，厚肠胃，润肌肤，消忧愁。少饮尤佳，多饮伤神损寿，易人本性，其毒甚也。醉饮过度，丧生之源。

饮酒不欲使多，知其过多，速吐之为佳，不尔，成痰疾。醉勿酩酊大醉，即终身百病不除。酒，不可久饮，恐腐烂肠胃，渍髓蒸筋。

醉不可当风卧，生风疾。醉不可向阳卧，令人发狂。醉不可令人扇，生偏枯。醉不可露卧，生冷痹。醉而出汗当风，为漏风。醉不可卧黍穰，生癞疾。醉不可强食、嗔怒，生痈疽。醉不可走马及跳踯，伤筋骨。醉不可接房事，小者面生䵟、咳嗽，大者伤脏、澼痔疾。醉不可冷水洗面，生

痰疾：由痰而生的各种病症。痰作为致病因素而致哮证、眩晕、心悸等病症。

漏风：古代病名，因酒后感受风邪所致。其症状是汗出得多，又觉身上发冷，怕风、口干喜饮，经受不了劳累。

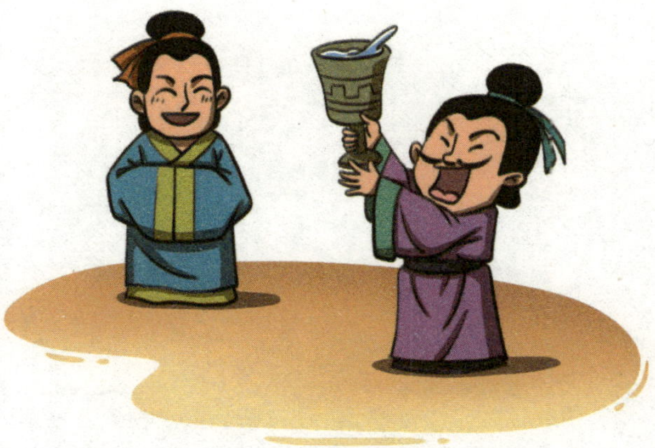

疮。醉，醒不可再投，损后又损。醉不可高呼大怒，令人生气疾。晦勿大醉，忌月空。醉不可饮酪水，成噎病。醉不可便卧，面生疮疖，内生积聚。大醉勿燃灯叫，恐魂魄飞扬不守。醉不可饮冷浆水，失声成尸噎。

饮酒，酒浆照不见人影勿饮。醉不可忍小便，成癃闭、膝劳、冷痹。空心饮酒，醉必呕吐。醉不可忍大便，生肠澼、痔。酒忌诸甜物。酒醉不可食猪肉，生风。醉不可强举力，伤筋损力。饮酒时，大不可食猪羊脑，大损人，炼真之士尤宜忌。酒醉不可当风乘凉露脚，多生脚气。醉不可卧湿地，伤筋骨，生冷痹痛。醉不可澡浴，多生眼目之疾。如患眼疾人，切忌醉酒食蒜。

风：病变过程中出现的风证，不同于外感之风，故又称“内风”。多由于脏腑功能失调等出现的眩晕、抽搐、口眼歪斜及两目上视等风气内动之状。

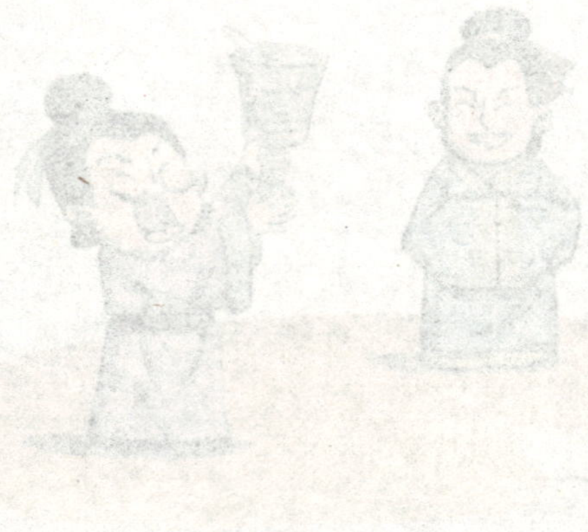

聚珍异馔

马思荅吉汤

补益，温中，顺气。

羊肉（一脚子，卸成事件） 草果（五个） 官桂（二钱） 回回豆子（半升，捣碎，去皮）

上件，一同熬成汤，滤净，下熟回回豆子二合，香粳米一升，马思荅吉一钱，盐少许，调和匀，下事件肉、芫荽叶。

大麦汤

温中下气，壮脾胃，止烦渴，破冷气，去腹胀。

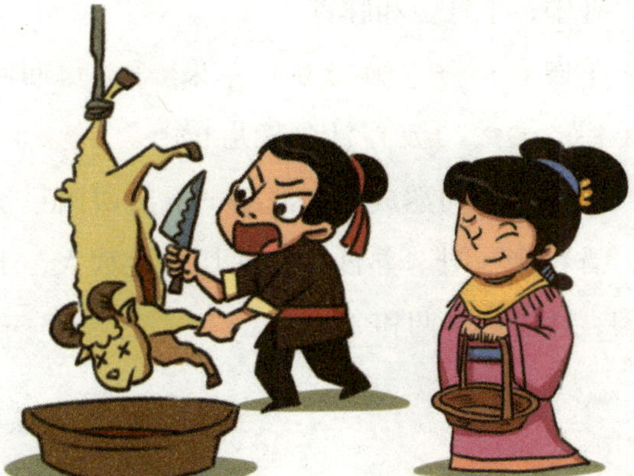

马思荅吉：一种蔬菜名。《本草纲目·菜部》莳萝条附马思荅吉注："元时饮膳用之，云极香料也。不知何状，故附之。"

一脚子：指兽身的四分之一。

事件：指禽、畜的内脏或切碎的肉块。《东京梦华录·卷四·食店》："更有川饭店，则有插肉面……杂煎事件。"

羊肉（一脚子，卸成事件） 草果（五个） 大麦仁（二升，滚水淘洗净，微煮熟）

上件，熬成汤，滤净，下大麦仁，熬熟，盐少许，调和令匀，下事件肉。

八儿不汤（系西天茶饭名）

西天：中国古代对印度的称谓。《佛祖统纪》："西天求法，东土译经。"

补中，下气，宽胸膈。

羊肉（一脚子，卸成事件） 草果（五个） 回回豆子（半升，捣碎，去皮） 萝卜（二个）

上件，一同熬成汤，滤净，汤内下羊肉，切如色数大，熟萝卜切如色数大，咱夫兰一钱，姜黄二钱，胡椒二钱，哈昔泥半钱，芫荽叶、盐少许，调和匀，对香粳米干饭食之，入醋少许。

色数：又称骰子。

咱夫兰：本书卷三咱夫兰条注"即是回回地面红花，未详是否"。番红花条别名作"洎夫兰"，《本草纲目·草部》注："番红花出回回地面及天方国，即彼地红兰花也。元时入食馔用。"

哈昔泥：本书卷三哈昔泥条注"即阿魏"。

沙乞某儿汤

沙乞某儿：本书卷三作"沙吉木儿"，见注"即蔓菁根"。

补中，下气，和脾胃。

羊肉（一脚子，卸成事件） 草果（五个） 回回豆子（半升，捣碎，去皮） 沙乞某儿（五个，系蔓菁）

上件，一同熬成汤，滤净，下熟回回豆子二合，香粳米一升。熟沙乞某儿切如色数大，下事件肉，盐少许，调和令匀。

苦豆汤

补下元，理腰膝，温中，顺气。

羊肉（一脚子，卸成事件） 草果（五个） 苦豆（一两，系葫芦巴。）

上件，一同熬成汤，滤净，下河西兀麻食或米心餗子，哈昔泥半钱，盐少许，调和。

兀麻食：有待考证。

餗：这里疑为“棋”或“碁”。

木瓜汤

补中，顺气，治腰膝疼痛，脚气不仁。

羊肉（一脚子，卸成事件） 草果（五个） 回回豆子（半升，捣碎，去皮）

上件，一同熬成汤，滤净，下香粳米一升，熟回回豆子二合，肉弹儿木瓜二斤，取汁，沙糖四两，盐少许，调和，或下事件肉。

鹿头汤

补益，止烦渴，治脚膝疼痛。

鹿头蹄（一付，退洗净，卸作块）

上件，用哈昔泥豆子大，研如泥，与鹿头蹄肉同拌匀，用回回小油四两同炒，入滚水熬令软，下胡椒三钱，哈昔泥二钱，荜拨一钱，牛奶子一盏，生姜汁一合，盐少许，调和。一法用鹿尾取汁，入姜末、盐，同调和。

鹿头汤：本书仅供学术参考与文献研究，涉及动植物内容请严格遵守《中华人民共和国野生动物保护法》《动物防疫法》等法律法规与国家药品管理规定，切勿擅自使用。

松黄：松花粉。《本草图经·木部·松脂》：“其花上黄粉名松黄，山人及时拂取，作汤点之甚佳。”

松黄汤

补中益气，壮筋骨。

羊肉（一脚子，卸成事件） 草果（五个） 回回豆子（半升，捣碎，去皮）

上件，同熬成汤，滤净，熟羊胸子一个，切作色数大，松黄汁二合，生姜汁半合，一同下炒，葱、盐、醋、芫荽叶，调和匀。对经卷儿食之。

粆：即沙糖。《集韵》：“粆，蔗饴，通作沙。”

粆汤

补中益气，健脾胃。

羊肉（一脚子，卸成事件） 草果（五个） 回回豆子（半升，去皮）

上件，同熬成汤，滤净，熟干羊胸子一个，切片，炒三升，白菜或荨麻菜，一同下锅，盐调和匀。

大麦筭子粉

补中益气，健脾胃。

羊肉（一脚子，卸成事件） 草果（五个） 回回豆子（半升，去皮）

上件，同熬成汤，滤净，大麦粉三斤，豆粉一斤，同作粉。羊肉炒细乞马，生姜汁二合，芫荽叶、盐、醋调和。

乞马：肉切细的样子。

大麦片粉

补中益气，健脾胃。

羊肉（一脚子，卸成事件） 草果（五个） 良姜（二钱）

上件，同熬成汤，滤净，下羊肝酱，取清汁，胡椒五钱，熟羊肉切作甲叶，糟姜二两，瓜齑一两，切如甲叶，盐、醋调和，或浑汁亦可。

齑（jī）：这里指切细的腌菜。

糯米粉搊粉

搊（chōu）：意为用手弹拨。

补中益气。

羊肉（一脚子，卸成事件） 草果（五个） 良姜（二钱）

上件，同熬成汤，滤净，用羊肝酱熬取清汁，下胡椒五钱，糯米粉二斤，与豆粉一斤，同作搊粉，羊肉切细乞马，入盐、醋调和，浑汁亦可。

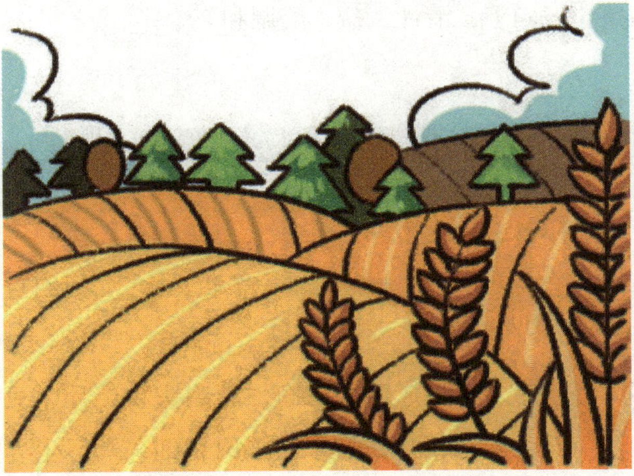

狍：同“豚”。

河狍羹

补中益气。

羊肉（一脚子，卸成事件） 草果（五个）

上件，同熬成汤，滤净，用羊肉切细乞马，陈皮五钱，去白，葱二两，细切，料物二钱，盐、酱拌馅儿，皮用白面三斤，作河狍，小油炸熟，下汤内，入盐调和，或清汁亦可。

阿菜汤

补中益气。

羊肉（一脚子，卸成事件） 草果（五个） 良姜（二钱）

上件，同熬成汤，滤净，下羊肝酱，同取清汁，入胡椒五钱。另羊肉切片，羊尾子一个，羊舌一个，羊腰子一付，各切甲叶，蘑菇二两，白菜，一同下，清汁、盐、醋调和。

鸡头粉雀舌餵子

补中，益精气。

羊肉（一脚子，卸成事件） 草果（五个） 回回豆子（半升，捣碎，去皮）

上件，同熬成汤，滤净，用鸡头粉二斤，豆粉一斤，同和，切作餵子，羊肉切细乞马，生姜汁一合，炒葱调和。

鸡头粉血粉

补中，益精气。

羊肉（一脚子，卸成事件） 草果（五个） 回回豆子（半升，捣碎，去皮）

上件，同熬成汤，滤净，用鸡头粉二斤，豆粉一斤，羊血和作挡粉，羊肉切细乞马炒，葱、醋一同调和。

鸡头粉撇面

补中，益精气。

羊肉（一脚子，卸成事件） 草果（五个） 回回豆子（半升，捣碎，去皮）

上件，同熬成汤，滤净，用鸡头粉二斤，豆粉一斤，白面一斤，同作面。羊肉切片儿乞马入炒，葱、醋一同调和。

撇面：一种面食。做法是将面团擀成薄饼，切成宽长条，再逐条揪断后入锅煮熟，可用汤料煮，或用清水煮后再加入调味料。

鸡头粉挡粉

补中，益精气。

羊肉（一脚子，卸成事件） 草果（五个） 良姜（二钱）

上件，同熬成汤，滤净，用羊肝酱同取清汁，入胡椒一两，次用鸡头粉二斤，豆粉一斤，同作挡粉，羊肉切细乞马，下盐、醋调和。

鸡头粉馄饨

饨：原本作“钝”。

补中益气。

羊肉（一脚子，卸成事件）草果（五个）回回豆子（半升，捣碎，去皮）

上件，同熬成汤，滤净，用羊肉切作馅，下陈皮一钱，去白，生姜一钱，细切，五味和匀，次用鸡头粉二斤，豆粉一斤，作枕头馄饨。汤内下香粳米一升，熟回回豆子二合，生姜汁二合，木瓜汁一合，同炒，葱、盐匀调和。

杂羹

补中益气。

羊肉（一脚子，卸成事件）草果（五个）回回豆子（半升，捣碎，去皮）

上件，同熬成汤，滤净，羊头洗净二个，羊肚、肺各二具，羊白血双肠儿一付，并煮熟切，次用豆粉三斤，作粉，蘑菇半斤，杏泥半斤，胡椒一两，入青菜、芫荽炒，葱、盐、醋调和。

荤素羹

补中益气。

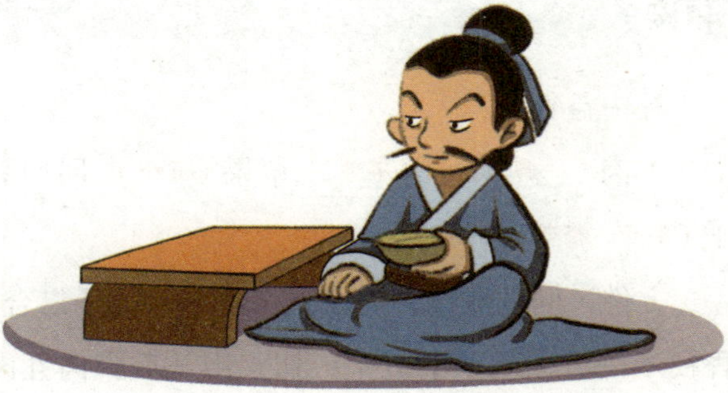

羊肉（一脚子，卸成事件） 草果（五个） 回回豆子（半升，捣碎，去皮）

上件，同熬成汤，滤净，豆粉三斤，作片粉，精羊肉切条道乞马，山药一斤，糟姜二块，瓜齑一块，乳饼一个，胡萝卜十个，蘑菇半斤，生姜四两，各切，鸡子十个，打煎饼，切，用麻泥一斤，杏泥半斤，同炒，葱、盐、醋调和。

乳饼：指用牛奶、羊奶或马奶经熬炼、压缩而制成的一种饼状的奶制品。

珍珠粉

补中益气。

羊肉（一脚子，卸成事件） 草果（五个） 回回豆子（半升，捣碎，去皮）

上件，同熬成汤，滤净，羊肉切乞马，心肝肚肺各一具，生姜二两，糟姜四两，瓜齑一两，胡萝卜十个，山药一斤，乳饼一个，鸡子十个，作煎饼，各切，次用麻泥一斤，同炒，葱、盐、醋调和。

黄汤

补中益气。

羊肉（一脚子，卸成事件） 草果（五个） 回回豆子（半升，捣碎，去皮）

上件，同熬成汤，滤净，下熟回回豆子二合，香粳米一升，胡萝卜五个，切，用羊后脚肉丸肉弹儿，肋枝一个，切，寸金姜黄三钱，姜末五钱，咱夫兰一钱，芫荽叶同盐、醋调和。

肋枝：即羊排骨。

三下锅

补中益气。

羊肉（一脚子，卸成事件） 草果（五个） 良姜（二钱）

上件，同熬成汤，滤净，用羊后脚肉丸肉弹儿，丁头餵子，羊肉指甲匾食，胡椒一两，同盐、醋调和。

羊肉指甲匾食：用羊肉调馅制成的小薄饼。指甲，比喻这种饼小而薄。扁食，在北方方言区对饺子的叫法。

葵菜羹

顺气，治癃闭不通。性寒，不可多食。今与诸物同制造，其性稍温。

羊肉（一脚子，卸成事件） 草果（五个） 良姜（二钱）

上件，同熬成汤，熟羊肚、肺各一具，切，

蘑菇半斤，切，胡椒五钱，白面一斤，拌鸡爪面，下葵菜炒，葱、盐、醋调和。

瓠子汤

性寒。主消渴，利水道。

羊肉（一脚子，卸成事件）草果（五个）

上件，同熬成汤，滤净，用瓠子六个，去穰皮，切掠，熟羊肉，切片，生姜汁半合，白面二两，作面丝同炒，葱、盐、醋调和。

瓠（hù）：苦壶芦。《本草纲目·菜部》载："瓠有苦叶……指苦壶"。

团鱼汤

主伤中，益气，补不足。

羊肉（一脚子，卸成事件）草果（五个）

上件，熬成汤，滤净，团鱼五六个，煮熟，去皮骨，切作块，用面二两，作面丝，生姜汁一合，胡椒一两，同炒，葱、盐、醋调和。

盏蒸

补中益气。

挦羊背皮或羊肉（三脚子，卸成事件）草果（五个）良姜（二钱）陈皮（二钱，去白）小椒（二钱）

上件，用杏泥一斤，松黄二合，生姜汁二合，同炒，葱、盐五味调匀，入盏内蒸令软熟，对经卷儿食之。

台苗羹

补中益气。

羊肉（一脚子，卸成事件） 草果（五个） 良姜（二钱）

上件，熬成汤，滤净，用羊肝下酱，取清汁，豆粉五斤，作粉，乳饼一个，山药一斤，胡萝卜十个，羊尾子一个，羊肉等，各切细，入台子菜、韮菜、胡椒一两，盐、醋调和。

韮：即韭，下同。

熊汤

治风痹不仁，脚气。

熊肉（二脚子，煮熟，切块） 草果（三个）

上件，用胡椒三钱，哈昔泥一钱，姜黄二钱，缩砂二钱，咱夫兰一钱，葱、盐、酱一同调和。

鲤鱼汤

治黄疸，止渴，安胎。有宿瘕者，不可食之。

大新鲤鱼（十头，去鳞肚，洗净） 小椒末（五钱）

上件，用芫荽末五钱，葱二两，切，酒少许，盐一同淹，拌清汁内，下鱼，次下胡椒末五钱，生姜末三钱，荜拨末三钱，盐、醋调和。

淹：同“腌”，下同。

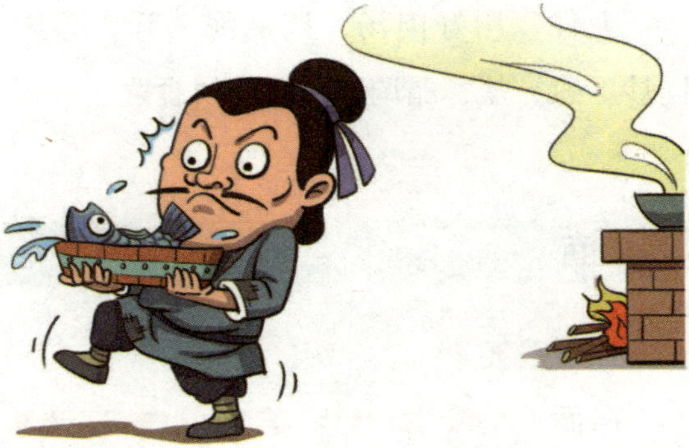

炒狼汤

古本草不载狼肉，今云性热，治虚弱。然食之未闻有毒。今制造用料物以助其味，暖五脏，温中。

末：没有的意思。《广韵》："末，无也。"

狼肉（一脚子，卸成事件） 草果（三个） 胡椒（五钱） 哈昔泥（一钱） 荜拨（二钱） 缩砂（二钱） 姜黄（二钱） 咱夫兰（一钱）

上件，熬成汤，用葱、酱、盐、醋一同调和。

围像

补益五脏。

羊肉（一脚子，煮熟，细切） 羊尾子（二个，熟，切细） 藕（二枝） 蒲笋（二斤） 黄瓜（五个） 生姜（半斤） 乳饼（二个） 糟姜（四两） 瓜齑（半斤） 鸡子（一十个，煎作饼） 蘑菇（一斤） 蔓菁菜、韭菜

（各切条道）

上件，用好肉汤，调麻泥二斤，姜末半斤，同炒。葱、盐、醋调和，对胡饼食之。

春盘面

补中益气。

白面（六斤，切细面） 羊肉（二脚子，煮熟，切条道乞马） 羊肚肺（各一个，煮熟切） 鸡子（五个，煎作饼，裁幡） 生姜（四两，切） 韭黄（半斤） 蘑菇（四两） 台子菜 蓼牙 胭脂

上件，用清汁下，胡椒一两，盐、醋调和。

牙：通“芽”。

皂羹面

补中益气。

白面（六斤，切细面） 羊胸子（二个，退洗净，煮熟，切如色数块） 上件，用红麴三钱，淹拌，熬令软，同入清汁内，下胡椒一两，盐、醋调和。

麴：原本作“麺”，诸本同，这里据本书卷三“红麴”改。

山药面

补虚羸，益元气。

白面（六斤） 鸡子（十个，取白） 生姜汁（二合） 豆粉（四两）

上件，用山药三斤，煮熟，研泥，同和面，

羊肉二脚子，切丁头乞马，用好肉汤下炒，葱、盐调和。

挂面

补中益气。

羊肉（一脚子，切细乞马） 挂面（六斤） 蘑菇（半斤，洗净，切） 鸡子（五个，煎作饼） 糟姜（一两，切） 瓜齑（一两，切）

上件，用清汁下，胡椒一两，盐、醋调和。

经带面

补中益气。

羊肉（一脚子，炒焦肉乞马） 蘑菇（半斤，洗净，切）

上件，用清汁下，胡椒一两，盐、醋调和。

羊皮面

补中益气。

羊皮（二个，挦洗净，煮软） 羊舌（二个，熟） 羊腰子（四个，熟，各切如甲叶） 蘑菇（一斤，洗净） 糟姜（四两，各切如甲叶）

上件，用好肉酽汤或清汁下，胡椒一两，盐、醋调和。

挦：扯，拔（毛发）。

好肉酽汤：指用好肉熬制成的浓汤。酽，汁液浓，味厚。

秃秃麻食（系手撇面）

补中益气。

白面（六斤，作秃秃麻食）羊肉（一脚子，炒焦肉乞马）

上件，用好肉汤下，炒葱，调和匀，下蒜酪、香菜末。

蒜酪：一种北方日常吃的食物。后因以指北方少数民族。

细水滑（绢边水滑一同）

补中益气。

白面（六斤，作水滑）羊肉（二脚子，炒焦肉乞马）鸡儿（一个，熟，切丝）蘑菇（半斤，洗净，切）

上件，用清汁下，胡椒一两，盐、醋调和。

水龙饋子

补中益气。

羊肉（二脚子，熟，切作乞马）白面（六斤，切作钱眼饋子）鸡子（十个）山药（一斤）糟姜（四两）胡萝卜（五个）瓜齑（二两，各切细）三色弹儿（内一色肉弹儿，外二色粉，鸡子弹儿）

上件，用清汁下，胡椒二两，盐、醋调和。

钱眼饋子：把物料切成像古代铜钱当中方孔大小的棋子状的小丁。

马乞（系手搓面。或糯米粉，鸡头粉亦可）

补中益气。

白面（六斤，作马乞） 羊肉（二脚子，熟，切乞马）

上件，用好肉汤炒，葱、醋、盐一同调和。

搠罗脱因（系畏兀儿茶饭）

补中益气。

白面（六斤，和，按作钱样） 羊肉（二脚子，熟切） 羊舌（二个，熟切） 山药（一斤） 蘑菇（半斤） 胡萝卜（五个） 糟姜（四两，切）

上件，用好酽肉汤同下，炒葱、醋调和。

畏兀儿：即维吾尔。

乞马粥

补脾胃，益气力。

羊肉（一脚子，卸成事件，熬成汤，滤净） 粱米（二升，淘洗净）

上件，用精肉切碎乞马，先将米下汤内，次下乞马，米、葱、盐熬成粥。或下圆米，或折米，或渴米皆可。

汤粥

补脾胃，益肾气。

羊肉（一脚子，卸成事件）

上件，熬成汤，滤净，次下粱米二升，作粥熟，下米、葱、盐。或下圆米、渴米、折米皆可。

米：疑衍，于义不符。

粱米淡粥

补中益气。

粱米（二升）

上先将水滚过，澄清，滤净，次将米淘洗三五遍，熬成粥。或下圆米、渴米、折米皆可。

河西米汤粥

河西米：指的是黄河以西所产的稷米。

补中益气。

羊肉（一脚子，卸成事件） 河西米（二升）

上熬成汤，滤净，下河西米，淘洗净，次下细乞马，米、葱、盐，同熬成粥。或不用乞马亦可。

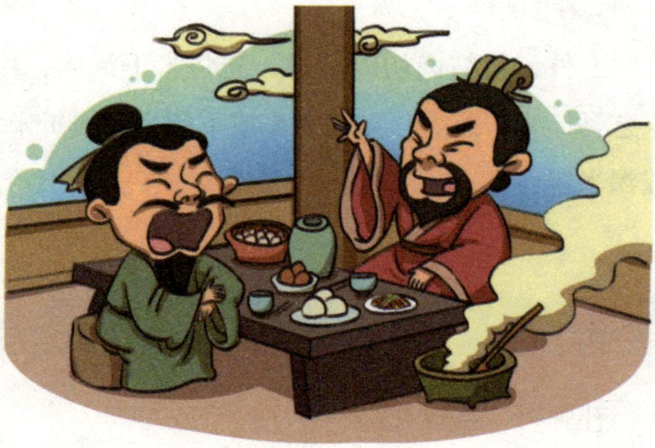

撒速汤（系西天茶饭名）

治元脏虚冷，腹内冷痛，腰脊酸疼。

羊肉（二脚子，头蹄一副） 草果（四个） 官桂（三两） 生姜（半斤） 哈昔泥（如回回豆子两个大）

上件，用水一铁络，熬成汤，于石头锅内盛顿，下石榴子一斤，胡椒二两，盐少许，炮石榴子用小油一杓，哈昔泥如豌豆一块，炒鹅黄色微黑，汤末子油去净，澄清，用甲香、甘松、哈昔泥、酥油烧烟薰瓶，封贮任意。

石榴子：即石榴籽，下同。

末：通"沫"。

炙羊心

治心气惊悸，郁结不乐。

羊心（一个，带系桶） 咱夫兰（三钱）

上件，用玫瑰水一盏，浸取汁，入盐少许，签子签羊心，于火上炙，将咱夫兰汁徐徐涂之，汁尽为度，食之。安宁心气，令人多喜。

炙羊腰

治卒患腰眼疼痛者。

羊腰（一对） 咱夫兰（一钱）

上件，用玫瑰水一杓，浸取汁，入盐少许，签子签腰子火上炙。将咱夫兰汁徐徐涂之，汁尽为度，食之。甚有效验。

攒鸡儿

肥鸡儿（十个，挦洗净，熟切攒） 生姜汁（一合） 葱（二两，切） 姜末（半斤） 小椒末（四两） 面（二两，作面丝）

上件，用煮鸡儿汤炒，葱、醋入姜汁调和。

炒鹌鹑

鹌鹑（二十个，打成事件） 萝卜（二个，切） 姜末（四两） 羊尾子（一个，各切如色数） 面（二两，作面丝）

上件，用煮鹌鹑汤炒，葱、醋调和。

打：疑为“切”。诸本同。

盘兔

兔儿（二个，切作事件） 萝卜（二个，切） 羊尾子（一个，切片） 细料物（二钱）

上件，用炒，葱、醋调和，下面丝二两，调和。

河西肺

羊肺（一个） 韭（六斤，取汁） 面（二斤，打糊） 酥油（半斤） 胡椒（二两） 生姜汁（二合）

上件，用盐调和匀，灌肺，煮熟，用汁浇

食之。

姜黄腱子

羊腱子（一个，熟） 羊肋枝（二个，截作长块） 豆粉（一斤） 白面（一斤） 咱夫兰（二钱） 栀子（五钱）

上件，用盐、料物调和，搽腱子，下小油炸。

鼓儿签子

羊肉（五斤，切细） 羊尾子（一个，切细） 鸡子（十五个） 生姜（二钱） 葱（二两，切） 陈皮（二钱，去白） 料物（三钱）

上件，调和匀，入羊白肠内，煮熟切作鼓样，用豆粉一斤，白面一斤，咱夫兰一钱，栀子三钱，取汁，同拌鼓儿签子，入小油炸。

羊白肠：即洗净的羊大肠。

带花羊头

羊头（三个，熟切） 羊腰子（四个） 羊肚肺（各一具，煮熟切，攒胭脂染） 生姜（四两） 糟姜（二两，各切） 鸡子（五个，作花样） 萝卜（三个，作花样）

上件，用好肉汤炒，葱、盐、醋调和。

鱼弹儿

大鲤鱼（十个，去皮骨头尾） 羊尾子（二个，同剁为泥） 生姜（一两，切细） 葱（二两，切细） 陈皮末（三钱） 胡椒末（一两） 哈昔泥（二钱）

上件，下盐，入鱼肉内拌匀，丸如弹儿，用小油炸。

芙蓉鸡

鸡儿（十个，熟攒） 羊肚肺（各一具，熟切） 生姜（四两，切） 胡萝卜（十个，切） 鸡子（二十个，煎作饼，刻花样） 赤根 芫荽（打糁） 胭脂栀子（染） 杏泥（一斤）

上件，用好肉汤炒，葱、醋调和。

赤根：即菠菜，又名波薐。本书卷三"波薐……即赤根。"

糁（sǎn）：糁，散粒、碎粒。《说文》"糁……一曰粒也。"

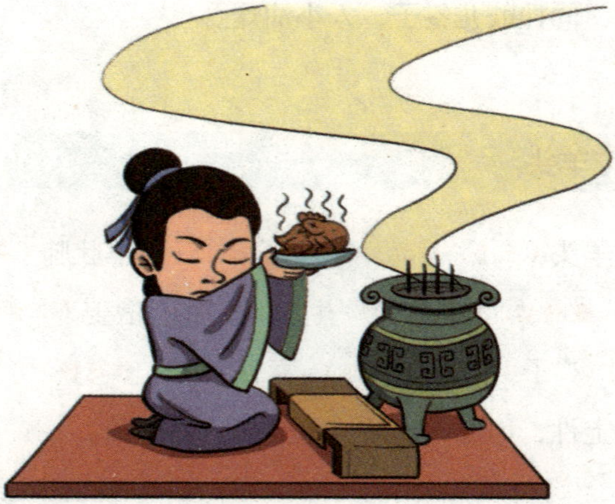

肉饼儿

精羊肉（十斤，去脂膜筋，捶为泥） 哈昔泥（三钱） 胡椒（二两） 荜拨（一两） 芫荽末（一两）

上件，用盐调和匀，捻饼，入小油炸。

盐肠

羊苦肠（水洗净）

上件，用盐拌匀，风干，入小油炸。

脑瓦剌

熟羊胸子（二个，切薄片） 鸡子（二十个，熟）

上件，用诸般生菜，一同卷饼。

脑瓦剌：意不明，存疑。

姜黄鱼

鲤鱼（十个，去皮鳞） 白面（二斤） 豆粉（一斤） 芫荽末（二两）

上件，用盐、料物淹拌过搽鱼，入小油炸熟。用生姜二两，切丝，芫荽叶，胭脂染，萝卜丝炒，葱调和。

攒雁

雁（五个，煮熟，切攒） 姜末（半斤）

上件，用好肉汤炒，葱、盐调和。

猪头姜豉

猪头：应为猪的头皮肉，而非整个猪头。

猪头（二个，洗净，切成块） 陈皮（二钱，去白） 良姜（二钱） 小椒（二钱） 官桂（二钱） 草果（五个） 小油（一斤） 蜜（半斤）

上件，一同熬成，次下芥末炒，葱、醋、盐调和。

蒲黄瓜齑

净羊肉（十斤，煮熟，切如瓜齑） 小椒（一两） 蒲黄（半斤）

上件，用细料物一两，盐同拌匀。

攒羊头

羊头（五个，煮熟攒） 姜末（四两） 胡椒（一两）

上件，用好肉汤炒，葱、盐、醋调和。

攒牛蹄（马蹄、熊掌一同）

牛蹄（一付，煮熟，攒） 姜末（二两）

上件，用好肉汤同炒，葱、盐调和。

一付：一副，下同。

细乞思哥

羊肉（一脚子，煮熟，切细） 萝卜（二个，熟，切细） 羊尾子（一个，熟切） 哈夫儿（二钱）

上件用好肉汤同炒，葱调和。

哈夫儿：有待考证。

肝生

羊肝（一个，水浸，切细丝） 生姜（四两，切细丝） 萝卜（二个，切细丝） 香菜 蓼子（各二两，切细丝）

上件，用盐、醋、芥末调和。

马肚盘

马肚肠（一付，煮熟，切） 芥末（半斤）

上件，将白血灌肠，刻花样，涩脾，和脂剁心子攒成，炒葱，盐、醋、芥末调和。

胙（zhé）：指动物身上的里脊肉。

炸胙儿（系细项）

胙儿（二个，卸成各一节） 哈昔泥（一钱） 葱（一两，切细）

上件，用盐一同淹拌，少时，入小油炸熟。次用咱夫兰二钱，水浸汁，下料物、芫荽末，同糁拌。

熬蹄儿

羊蹄（五付，退洗净，煮软，切成块） 姜末（一两） 料物（五钱）

上件，下面丝炒，葱、醋、盐调和。

熬羊胸子

羊胸子（二个，退毛洗净，煮软，切作色数块） 姜末（二两） 料物（五钱）

上件，用好肉汤，下面丝炒，葱、盐、醋调和。

鱼脍

新鲤鱼（五个，去皮骨头尾） 生姜（二两） 萝卜（二个） 葱（一两） 香菜 蓼子（各切如丝，胭脂打糁）

上件，下芥末炒，葱、盐、醋调和。

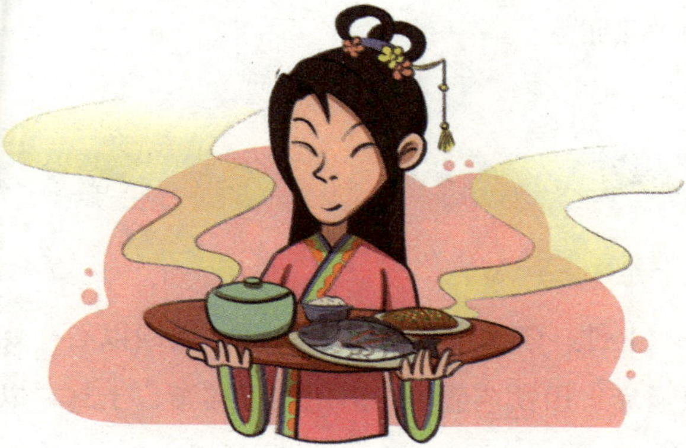

红丝

羊血同白面（依法煮熟）生姜（四两）萝卜（一个）香菜　蓼子（各一两，切细丝）

上件，用盐、醋、芥末调和。

烧雁（烧鹚鸪、烧鸭子等一同）

鹚鸪：一种水鸟名。

雁（一个，去毛，肠肚净）羊肚（一个，退洗净，包雁）葱（二两）芫荽末（一两）

上件，用盐同调，入雁腹内烧之。

烧水札

水札：一种水鸟名。

水札（十个，挦洗净）芫荽末（一两）葱（十茎）料物（五钱）

上件，用盐同拌匀烧，或以肥面包水札，就

笼内蒸熟亦可。或以酥油水和面包水札，入炉鏊内炉熟亦可。

柳蒸羊

羊（一口，带毛）

上件，于地上作炉，三尺深，周回以石，烧令通赤，用铁芭盛羊，上用柳子盖覆，土封，以熟为度。

铁芭：用铁条制成的带有支架的大火篚子。

仓馒头

羊肉　羊脂　葱　生姜　陈皮（各切细）

上件，入料物、盐、酱，拌和为馅。

鹿奶肪馒头（或作仓馒头，或做皮薄馒头皆可）

鹿奶肪　羊尾子（各切如指甲片）　生姜　陈皮（各切细）

上件，入料物、盐，拌和为馅。

茄子馒头

羊肉　羊脂　羊尾子　葱　陈皮（各切细）　嫩茄子（去穰）

上件，同肉作馅，却入茄子内蒸，下蒜酪、

香菜末，食之。

剪花馒头

羊肉　羊脂　羊尾子　葱　陈皮（各切细）

上件，依法入料物、盐、酱拌馅，包馒头，用剪子剪诸般花样，蒸，用胭脂染花。

水晶角儿

羊肉　羊脂　羊尾子　葱　陈皮　生姜（各切细）

上件，入细料物、盐、酱拌匀，用豆粉作皮包之。

酥皮奄子

羊肉　羊脂　羊尾子　葱　陈皮　生姜（各切细或下瓜哈孙，系山丹根）

上件，入料物、盐、酱拌匀，用小油、米粉与面，同和作皮。

撇列角儿

撇列角儿：一种馅饼类的食品。

羊肉　羊脂　羊尾子　新韭（各切细）

上件，入料物、盐、酱拌匀，白面作皮，鏊上炮熟，次用酥油、蜜，或以葫芦瓠子作馅亦可。

莳萝角儿

羊肉　羊脂　羊尾子　葱　陈皮　生姜（各切细）

上件，入料物、盐、酱拌匀，用白面、蜜与小油拌入锅内，滚水搅熟作皮。

天花包子（或作蟹黄亦可，藤花包子一同）

天花：一种蕈类植物。《本草纲目·菜部》中天花蕈“又叫天花菜”。

羊肉　羊脂　羊尾子　葱　陈皮　生姜（各切细）天花（滚水烫熟，洗净，切细）

上件，入料物、盐、酱拌馅，白面作薄皮，蒸。

荷莲兜子

羊肉（三脚子，切）羊尾子（二个，切）鸡头仁（八两）松黄（八两）八檐仁（四两）蘑菇（八两）杏泥（一斤）胡桃仁（八两）必思荅仁（四两）胭脂（一两）栀子（四钱）小油（二斤）生姜（八两）豆粉（四斤）山药（三斤）鸡子（三十个）羊肚肺（各二付）苦肠（一付）葱（四两）醋（半瓶）芫荽叶

上件，用盐、酱、五味调和匀，豆粉作皮，入盏内蒸，用松黄汁浇食。

八檐仁：即八檐杏仁，也写作“巴旦杏仁”。《本草纲目·果部》：“巴旦杏，出回回旧地……仁甘美，点茶食之，味如榛子。”

必思荅：即开心果。《中国通史·中古时代·元时代（下）·忽思慧》：“书中收载了大量外来药物，如……必思荅（开心果）。”

黑子儿烧饼

黑子儿：即黑芝麻。

白面（五斤）牛奶子（二升）酥油（一斤）黑子儿（一两，微炒）

上件，用盐、减少许，同和面作烧饼。

减：这里借作“碱”，同“减”。

牛奶子烧饼

白面（五斤）牛奶子（二斤）酥油（一斤）茴香（一两，微炒）

上件，用盐、减少许，同和面作烧饼。

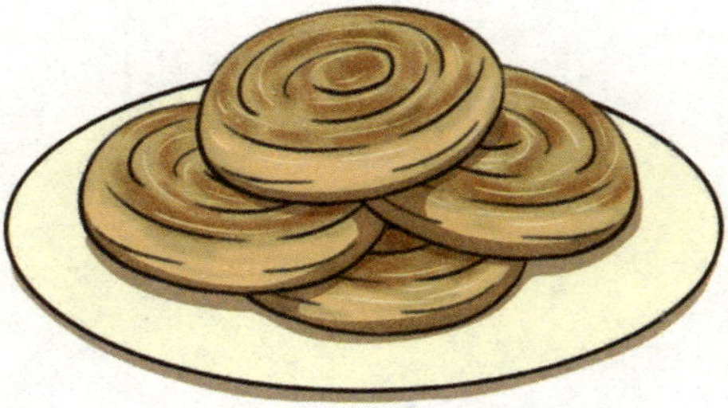

飪饼（经卷儿一同）

白面（十斤）小油（一斤）小椒（一两，炒去汗）茴香（一两，炒）

上件，隔宿用酵子、盐、减、温水一同和面。次日入面接肥，再和成面。每斤作二个，入笼内蒸。

颇儿必汤（即羊辟膝骨） 主男女虚劳，寒中，羸瘦，阴气不足。利血脉，益经气。

颇儿必三四十个，水洗净。

上件，用水一铁络，同熬。四分中熬取一分，澄滤净，去油去滓，再凝定。如欲食，任意多少。

经气：即精气，中国先秦哲学的重要范畴，指最细微的存在，在中医学中，精气是构成人体的基本物质，也是人体生长发育及各种功能活动的物质基础。

米哈讷关列孙

米哈讷关列孙：有待考证。

治五劳七伤，脏气虚冷。常服补中益气。

羊后脚一个（去筋膜，切碎）

上件，用净锅内干爁熟。令盖封闭，不透气，后用净布绞纽取汁。

爁（lǎn）：意为烤炙。

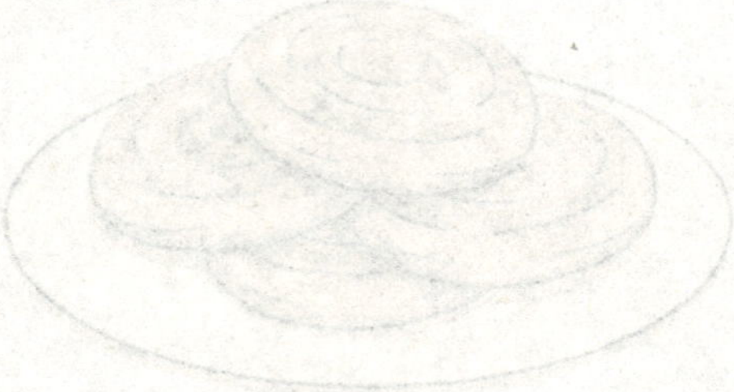

卷第二

诸般汤煎

桂浆

生津止渴，益气和中，去湿逐饮。

生姜（三斤，取汁） 熟水（二斗） 赤茯苓（三两，去皮，为末） 桂（三两，去皮，为末） 曲末（半斤） 杏仁（一百个，汤洗，去皮尖，生研为泥） 大麦蘖（半两，为末） 白沙蜜（三斤，炼净）

上用前药，蜜水拌和匀，入净磁罐内，油纸封口数重，泥固济，冰窖内放三日方熟。绵滤冰浸，暑月饮之。

桂沉浆

剉：斩剁，切细，下同。

去湿逐饮，生津止渴，顺气。

紫苏叶（一两，剉） 沉香（三钱，剉） 乌梅（一两，取肉） 沙糖（六两）

上件四味，用水五六碗，熬至三碗，滤去滓，入桂浆一升，合和作浆饮之。

荔枝膏

生津止渴，去烦。

乌梅（半斤，取肉） 桂（一十两，去皮，剉） 沙糖

（二十六两） 麝香（半线，研） 生姜汁（五两） 熟蜜（一十四两）

上用水一斗五升，熬至一半，滤去滓，下沙糖、生姜汁，再熬去柤，澄定少时，入麝香搅匀，澄清如常，任意服。

柤：即渣滓，通“渣”。

梅子丸

生津止渴，解化酒毒，去湿。

乌梅（一两半，取肉） 白梅（一两半，取肉） 干木瓜（一两半） 紫苏叶（一两半） 甘草（一两，炙） 檀香（二钱） 麝香（一钱，研）

上为末，入麝香和匀，沙糖为丸如弹大。每服一丸，噙化。

五味子汤（代葡萄酒饮）

生津止渴，暖精益气。

北五味（一斤，净肉） 紫苏叶（六两） 人参（四两，去芦，剉） 沙糖（二斤）

上件，用水二斗，熬至一斗，滤去滓，澄清，任意服之。

人参汤（代酒饮）

顺气，开胸膈，止渴生津。

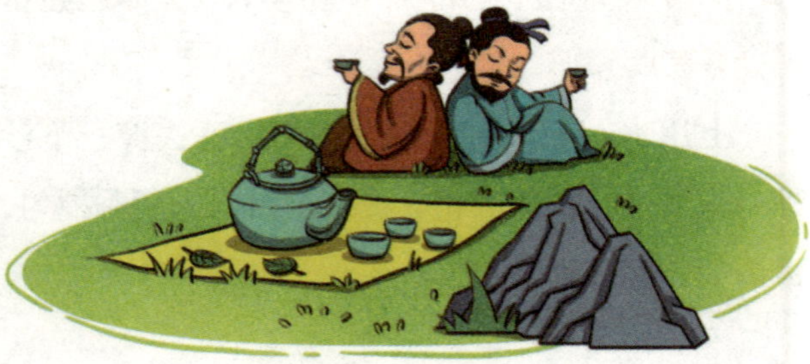

新罗参（四两，去芦，剉） 橘皮（一两，去白） 紫苏叶（二两） 沙糖（一斤）

上件，用水二斗，熬至一斗，去滓，澄清，任意饮之。

仙术汤

去一切不正之气，温脾胃，进饮食，辟瘟疫，除寒湿。

苍术（一斤，米泔浸三日，竹刀子切片，焙干，为末） 茴香（二两，炒，为末） 甘草（二两，炒，为末） 白面（一斤，炒） 干枣（二升，焙干，为末） 盐（四两，炒）

上件，一同和匀。每日空心白汤点服。

杏霜汤

调顺肺气，利胸膈，治咳嗽。

粟米（五升，炒，为面） 杏仁（二升，去皮尖，麸

肺气：指肺的功能活动。

炒，研） 盐（三两，炒）

上件拌匀。每日空心白汤调一钱。入酥少许尤佳。

山药汤

补虚益气，温中润肺。

山药（一斤，煮熟） 粟米（半升，炒，为面） 杏仁（二斤，炒令过熟，去皮尖，切如米）

上件，每日空心白汤调二钱，入酥油少许，山药任意。

四和汤

治腹内冷痛，脾胃不和。

白面（一斤，炒） 芝麻（一斤，炒） 茴香（二两，炒） 盐（一两，炒）

上件，并为末。每日空心白汤点服。

冷痛：痛处有冷感、局部喜热的表现。常见于胃痛、腹痛、痹痛等。

枣姜汤

和脾胃，进饮食。

生姜（一斤，切作片） 枣（三升，去核，炒） 甘草（二两，炒） 盐（二两，炒）

上件为末，一处拌匀。每日空心白汤点服。

茴香汤

治元脏虚弱，脐腹冷痛。

茴香（一斤，炒） 川楝子（半斤） 陈皮（半斤，去白） 甘草（四两，炒） 盐（半斤，炒）

上件为细末，相和匀。每日空心白汤点服。

破气汤

治元脏虚弱，腹痛，胸膈闭闷。

杏仁（一斤，去皮尖，麸炒，别研） 茴香（四两，炒） 良姜（一两） 荜澄茄（二两） 陈皮（二两，去白） 桂花（半斤） 姜黄（一两） 木香（一两） 丁香（一两） 甘草（半斤） 盐（半斤）

上件为细末。空心白汤点服。

白梅汤

治中热，五心烦躁，霍乱呕吐，干渴，津液不通。

白梅肉（一斤） 白檀（四两） 甘草（四两） 盐（半斤）

上件为细末。每服一钱，入生姜汁少许，白汤调下。

中热：指中焦内热，中，指中焦脾胃。

五心烦躁：指两手两足心发热，并自觉心胸烦热，焦躁不安。

木瓜汤

治脚气不仁，膝劳冷痹疼痛。

木瓜（四个，蒸熟，去皮，研烂如泥） 白沙蜜（二斤，炼净）

上件二味，调和匀，入净磁器内盛之。空心白汤点服。

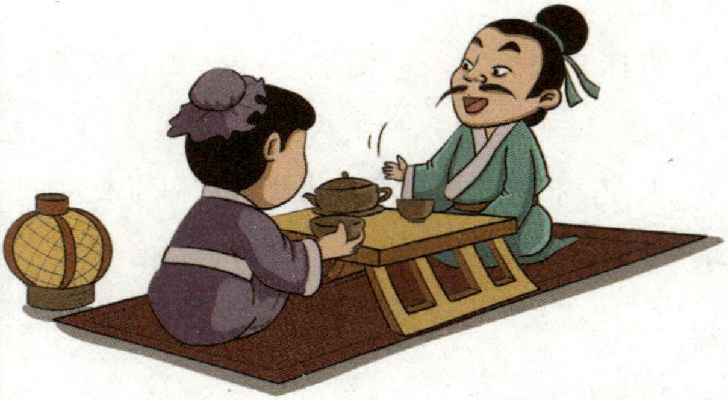

橘皮醒醒汤

治酒醉不解，呕噫吞酸。

香橙皮（一斤，去白） 陈橘皮（一斤，去白） 檀香（四两） 葛花（半斤） 绿豆花（半斤） 人参（二两，去芦） 白豆蔻仁（二两） 盐（六两，炒）

上件为细末。每日空心白汤点服。

渴忒饼儿

渴忒：有待考证。

生津止渴，治嗽。

渴忒（一两二钱） 新罗参（一两，去芦） 菖蒲（一钱，各为细末） 白纳八（三两，研，系沙糖）

上件，将渴忒用葡萄酒化成膏，和上项药末，令匀为剂，印作饼。每用一饼，徐徐噙化。

官桂渴忒饼儿

生津，止寒嗽。

官桂（二钱，为末） 渴忒（一两二钱） 新罗参（一两二钱，去芦，为末） 白纳八（三两，研）

上件，将渴忒用玫瑰水化成膏，和药末为剂，用诃子油印作饼子。每用一饼，徐徐噙化。

荅必纳饼儿

清头目：使头脑清醒，眼睛明亮。

清头目，利咽膈，生津止渴，治嗽。

荅必纳（二钱为末，即草龙胆） 新罗参（一两二钱，去芦，为末） 白纳八（五两，研）

上件，用赤赤哈纳（即北地酸角儿） 熬成膏，和药末为剂，印作饼儿。每用一饼，徐徐噙化。

橙香饼儿

宽中顺气，清利头目。

新橙皮（一两，焙，去白） 沉香（五钱） 白檀（五钱） 缩砂（五钱） 白豆蔻仁（五钱） 荜澄茄（三钱）南硼砂（三钱，别研）龙脑（二钱，别研）麝香（二钱，别研）。

上件为细末，甘草膏和剂印饼。每用一饼，徐徐噙化。

南硼砂：即中药“硼砂”。

牛髓膏子

补精髓，壮筋骨，和血气，延年益寿。

黄精膏（五两）地黄膏（三两）天门冬膏（一两）牛骨头内取油（二两）

上件，将黄精膏、地黄膏、天门冬膏与牛骨油一同不住手用银匙搅，令冷定和匀成膏。每日空心温酒调一匙头。

木瓜煎

木瓜（十个，去皮穰，取汁，熬水尽）白沙糖（十斤，炼净）

上件，一同再熬成煎。

香圆煎

香圆（二十个，去皮取肉）白沙糖（十斤，炼净）

上件，一同再熬成煎。

株子煎

株子（一百个，取净肉） 白沙糖（五斤，炼净）

上件，同熬成煎。

株子：指金橘类果品。《本草品汇·果部》株子条：“其实有三种：小而圆者谓之金豆；大而弹丸者谓之金橘；锐而长者谓之牛奶金柑。”

紫苏煎

紫苏叶（五斤） 干木瓜（五斤） 白沙糖（十斤，炼净）

上件，一同熬成煎。

金橘煎

金橘（五十个，去子取皮） 白沙糖（三斤）

上件，一同熬成煎。

樱桃煎

樱桃（五十斤，取汁） 白沙糖（二十五斤）

上件，同熬成煎。

上件：原本脱，据本卷上下文补。

桃煎

大桃（一百个，去皮，切片取汁） 白沙蜜（二十斤，炼净）

上件，一同熬成煎。

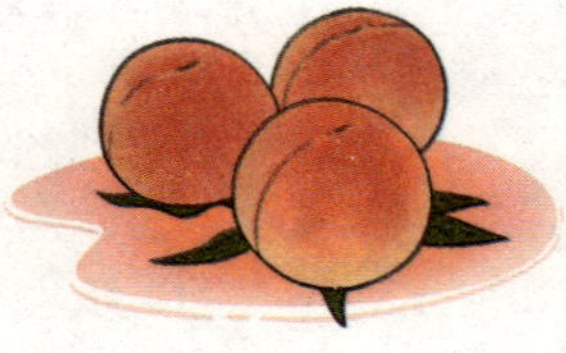

石榴浆

石榴子（十斤，取汁） 白沙糖（十斤，炼净）

上件，一同熬成煎。

小石榴煎

小石榴（二斗，蒸熟去子，研为泥） 白沙蜜（十斤，炼净）

上件，一同熬成煎。

五味子舍儿别

新北五味（十斤，去子，水浸取汁） 白沙糖（八斤，炼净）

上件，一同熬成煎。

舍儿别：指的是糖浆或果子露。

赤赤哈纳（系酸刺）

赤赤哈纳（不以多少，水浸取汁）

上件，用银石器内熬成膏。

松子油

松子（不以多少，去皮，捣研为泥）

上件，水绞取汁熬成，取浮清油绵滤净，再

熬澄清。

杏子油

杏子（不以多少，连皮捣碎）

上件，水煮，熬取浮油，绵滤净，再熬成油。

酥油

牛乳中取浮凝，熬而为酥。

熬而为酥：蒙古人从牛奶中提取奶油后，一般不放盐，而是煮很长时间脱去水分，随后放在用羊胃制成的皮囊里进行保存，以供使用。

醍醐油

取上等酥油，约重千斤之上者，煎熬过滤净，用大磁瓮贮之，冬月取瓮中心不冻者，谓之醍醐。

马思哥油

取净牛奶子，不住手用阿赤（系打油木器也）打取浮凝者为马思哥油。今亦云白酥油。

枸杞茶

枸杞五斗，水淘洗净，去浮麦，焙干，用白布筒净，去蒂萼黑色，选拣红熟者，先用雀舌茶展溲碾子，茶芽不用，次碾枸杞为细末。

每日空心用，匙头，入酥油搅匀，温酒调下，白汤亦可（忌与酪同食）。

玉磨茶

上等紫笋五十斤，筛筒净，苏门炒米五十斤，筛筒净，一同拌和匀，入玉磨内，磨之成茶。

金字茶

系江南湖州造进末茶。

范殿帅茶

系江浙庆元路造进茶芽，味色绝胜诸茶。

紫笋雀舌茶

笋：即笋，下同。

选新嫩芽蒸过，为紫笋。有先春、次春、探春，味皆不及紫笋雀舌。

先春、次春、探春：均为茶名，是以采摘时间来命名的茶。

女须儿（出直北地面，味温甘）

直北：元时指中国北方地区。

西番茶（出本土，味苦涩，煎用酥油）

川茶、藤茶、夸茶（皆出四川）

燕尾茶（出江浙、江西）

孩儿茶（出广南）

孩儿茶：又名乌爹泥、乌丁泥、西谢。

温桑茶（出黑峪）

黑峪：又称黑谷，即今天北京市延庆区以北地区。

凡诸茶，味甘苦微寒，无毒。去痰热，止渴利小便，消食下气，清神少睡。

清茶

先用水滚过滤净，下茶芽，少时煎成。

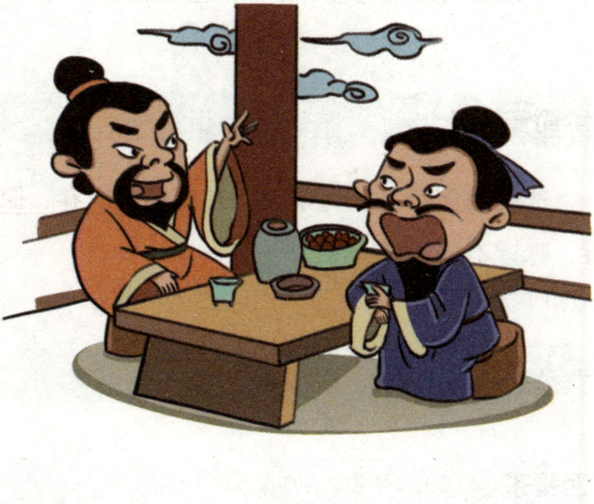

炒茶

用铁锅烧赤，以马思哥油、牛奶子、茶芽同炒成。

兰膏

玉磨末茶三匙头，面、酥油同搅成膏，沸汤点之。

酥签

酥签：又称“酥煎茶”，为牧区少数民族经常饮用的一种茶汤。

金字末茶两匙头，入酥油同搅，沸汤点服。

建汤

玉磨末茶一匙，入碗内研匀，百沸汤点之。

香茶

白茶（一袋）龙脑成片者（三钱）百药煎（半钱）麝香（二钱）

同研细，用香粳米熬成粥，和成剂，印作饼。

诸水

诸水：据目录补，原本无。

玉泉水

玉：据目录补，原本无。

甘平，无毒。治消渴，反胃，热痢。今西山有玉泉水，甘美味胜诸泉。

井华水

甘平，无毒。主人九窍大惊出血，以水噀面即住。及洗人目翳。投酒醋中，令不损败，平旦汲者是也。

邹店水

邹店水：据目录补，原本无。

今内府御用之水，常于邹店取之。缘自至大初武宗皇帝幸柳林飞放，请皇太后同往观焉。由是道经邹店，因渴思茶，遂命普兰奚国公金界奴朵儿只煎造。公亲诣诸井选水，惟一井水，味颇清甘。汲取煎茶以进，上称其茶味特异。内府常进之，茶味色两绝。乃命国公于井所建观音堂，盖亭井上，以栏翼之，刻石纪其事。自后御用之水，日必取焉。所造汤茶，比诸水殊胜，邻左有井，皆不及也。此水煎熬过，澄莹如一。常较其分两与别水增重。

神仙服食

铁瓮先生琼玉膏

此膏填精补髓，肠化为筋，万神具足，五脏盈溢，髓实血满，发白变黑，返老还童，行如奔马。日进数服，终日不食亦不饥，开通强志，日诵万言，神识高迈，夜无梦想。人年二十七岁以前，服此一料，可寿三百六十岁。四十五岁以前服者，可寿二百四十岁。六十三岁以前服者，可寿一百二十岁。六十四岁以上服者，可寿百岁。服之十剂，绝其欲，修阴功，成地仙矣。一料分五处，可救五人痈疾，分十处，可救十人劳疾。修合之时，沐浴至心，勿轻示人。

实：据《洪氏集验方》铁瓮先生神仙秘法琼玉膏补，原本脱。

新罗参（二十四两，去芦） 生地黄（一十六斤，汁） 白茯苓（四十九两，去黑皮） 白沙蜜（一十斤，炼净）

上件，人参、茯苓为细末，蜜用生绢滤过，地黄取自然汁，捣时不用铜铁器，取汁尽，去滓，用药一处拌和匀，入银石器或好磁器内封，用净纸二三十重封闭，入汤内，以桑柴火煮三昼夜。取出，用蜡纸数重包瓶口，入井口去火毒一伏时。取出再入旧汤内煮一日，出水气，取出开封，取三匙作三盏，祭天地百神，焚香设拜，至诚端心。每日空心，酒调一匙头。

地仙煎

治腰膝疼痛，一切腹内冷病。令人颜色悦泽，骨髓坚固，行及奔马。

山药（一斤） 杏仁（一升，汤泡，去皮尖） 生牛奶子（二升）

上件，将杏仁研细，入牛奶子、山药，拌绞取汁，用新磁瓶密封，汤煮一日。每日空心，酒调一匙头。

金髓煎

延年益寿，填精补髓。久服发白变黑，返老还童。

枸杞（不以多少，采红熟者）

上用无灰酒浸之，冬六日，夏三日，于沙盆内研令烂细，然后以布袋绞取汁，与前浸酒一同慢火熬成膏，于净磁器内封贮，重汤煮之。每服一匙头，入酥油少许，温酒调下。

无灰酒：指未在酒中加入石灰的酒。

天门冬膏

去积聚，风痰，癫疾，三虫，伏尸，除瘟疫。轻身益气，令人不饥，延年不老。

三虫：长虫病、赤虫病、蛲虫病的合称。

天门冬（不以多少，去皮，去根须，洗净）

上件捣碎，布绞取汁，澄清滤过，用磁器、

沙锅或银器，慢火熬成膏。每服一匙头，空心温酒调下。

服天门冬

服天门冬：据目录补，原本无。

《道书八帝经》：欲不畏寒，取天门冬、茯苓为末服之。每日频服，大寒时汗出单衣。《抱朴子》云：杜紫微服天门冬，御八十妾，有子一百四十人，日行三百里。《列仙子》云：赤松子食天门冬，齿落更生，细发复出。《神仙传》：甘始者，太原人，服天门冬，在人间三百年。《修真秘旨》：神仙服天门冬，一百日后怡泰和颜，羸劣者强，三百日身轻，三年身走如飞。

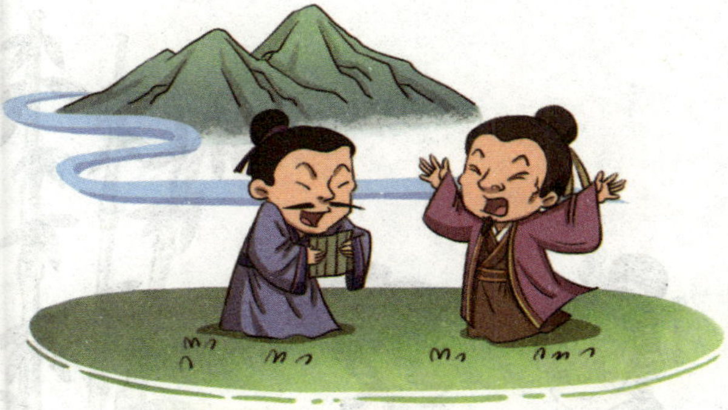

服地黄

服地黄：据目录补，原本无。

《抱朴子》云：楚文子服地黄八年，夜视有光，手上车弩。

服苍术：据目录补，原本无。

服苍术

《抱朴子》云：南阳文氏，值乱逃于壶山，饥困，有人教之食术，遂不饥。数年乃还乡里，颜色更少，气力转胜。《药经》云：必欲长生，当服山精，是苍术也。

服茯苓：据目录补，原本无。

服茯苓

《抱朴子》云：任季子服茯苓一十八年，玉女从之，能隐彰，不食谷，面生光。孙真人《枕中记》：茯苓久服，百日百病除，二百日夜昼二服后，役使鬼神，四年后，玉女来侍。

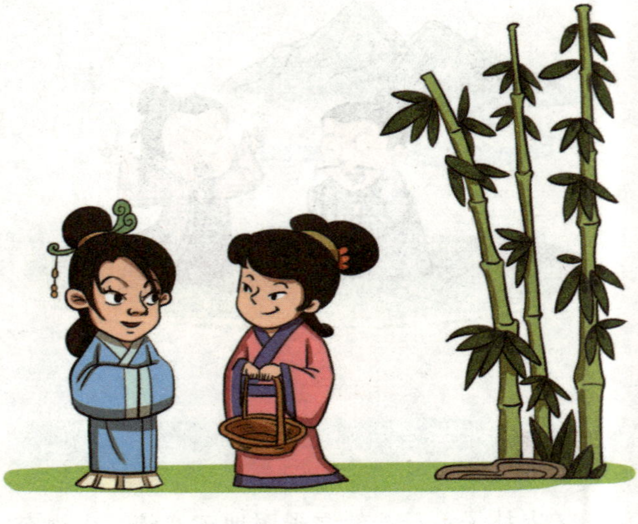

服远志

服远志：据目录补，原本无。

《抱朴子》云：陵阳仲子服远志二十年，有子三十人，开书所见，便记不忘。

服五加皮酒

服五加皮酒：据目录补，原本无。

东华真人《煮石经》：舜常登苍梧山，曰厥金玉香草即五加也，服之延年。故云：宁得一把五加，不用金玉满车；宁得一斤地榆，安用明月宝珠。昔鲁定公母，单服五加皮酒，以致长生。如张子声、杨始建、王叔才、于世彦等，皆古人服五加皮酒而房室不绝，皆寿三百岁，有子三二十人。世世有服五加皮酒而获年寿者甚众。

服桂

服桂：据目录补，原本无。

《抱朴子》云：赵他子服桂二十年，足下毛生，日行五百里，力举千斤。

服松子

服松子：据目录补，原本无。

《列仙传》：偓佺食松子，能飞行健，走如奔马。《神仙传》：松子不以多少，研为膏，空心温酒调下一匙头，日三服则不饥渴。久服日行五百里，身轻体健。

服松节酒

《神仙传》：治百节疼痛，久风虚，脚痹痛。松节酿酒，服之神验。

服松节酒：据目录补，原本无。

服槐实

《神仙传》：槐实于牛胆中渍浸百日，阴干。每日吞一枚，十日身轻，二十日白发再黑，百日通神。

服槐实：据目录补，原本无。

服枸杞

《食疗》云：枸杞叶能令人筋骨壮，除风补益，去虚劳，益阳事。春夏秋采叶，冬采子，可久食之。

服枸杞：据目录补，原本无。

服莲花

太清诸本草：七月七日采莲花七分，八月八日采莲根八分，九月九日采莲子九分，阴干食之，令人不老。

服莲花：据目录补，原本无。

太清诸本草：《本草纲目·序例》引《庚辛玉册》中的“古有《太清草木方》《太清服食经》《太清丹药录》”等，似指此。

服栗子

《食疗》云：如肾气虚弱，取生栗子不以多

服栗子：据目录补，原本无。

少，令风干之。每日空心细嚼之三五个，徐徐咽之。

服黄精

服黄精：据目录补，原本无。

神仙服黄精成地仙：昔临川有士人虐其婢，婢乃逃入山中。久之，见野草枝叶可爱，即拔取食之，甚美。自是常食之，久而不饥，遂轻健。夜息大木下，闻草动以为虎，惧而上木避之，及晓下平地，其身豁然，凌空而去，或自一峰之顶，若飞鸟焉。数岁，其家采薪见之，告其主，使捕之，不得。一日，遇绝壁下，以网三面围之，俄而腾上山顶。其主异之，或曰：此婢安有仙风道骨？不过灵药服食。遂以酒馔五味香美，置往来之路，观其食否。果来食之，遂不能远去，擒之。问以述其故，所指食之草，即黄精也。谨按：黄精宽中益气，补五藏，调良肌肉，充实骨体，坚强筋骨，延年不老，颜色鲜明，发白再黑，齿落更生。

五藏：即五脏，《素问·五脏别论》："所谓五脏者，藏精气而不泻也，故满而不能实。"

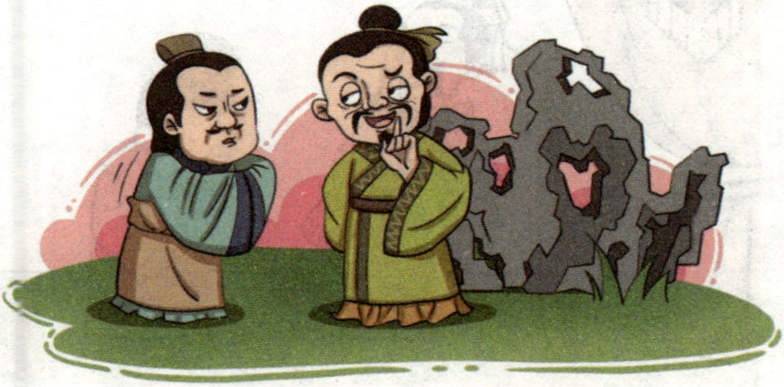

神枕法

汉武帝东巡泰山下，见老翁锄于道，背上有白光高数尺。帝怪而问之，有道术否？老翁对曰：臣昔年八十五时，衰老垂死，头白齿落，有道士者教臣服枣，饮水，绝谷，并作神枕法，中有三十二物。内二十四物善，以当二十四气；其八物毒，以应八风。臣行转少，黑发更生，堕齿复出，日行三百里。臣今年一百八十矣，不能弃世入山，顾恋子孙，复还食谷，又已二十余年，犹得神枕之力，往不复老。武帝视老翁，颜壮当如五十许人，验问其邻人，皆云信然。帝乃从授其方作枕，而不能随其绝谷，饮水也。

二十四气：指立春、雨水、惊蛰、春分、清明、谷雨、立夏、小满、芒种、夏至、小暑、大暑、立秋、处暑、白露、秋分、寒露、霜降、立冬、小雪、大雪、冬至、小寒、大寒，是根据太阳在黄道上的位置，将全年划分成的二十四个节气，作为农事活动的主要依据。

神枕方：用五月五日、七月七日取山林柏以为枕。长一尺二寸，高四寸，空中容一斗二升，以柏心赤者为盖，厚二分，盖致之令密，又使可开闭也。又钻盖上为三行，每行四十九孔，凡

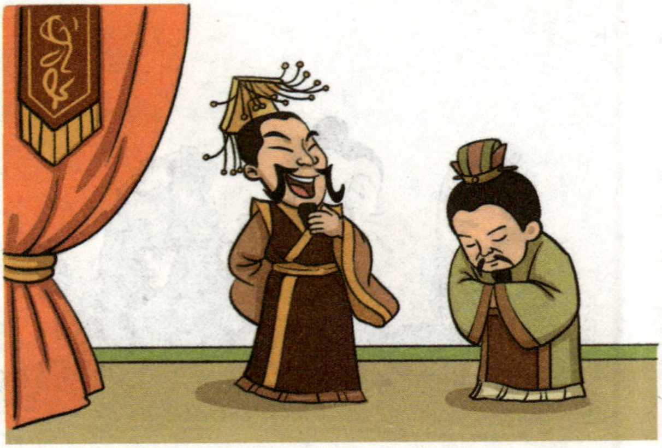

一百四十七孔，令容粟大。用下项药：

芎䓖　当归　白芷　辛夷　杜衡　白术　藁本　木兰　蜀椒　桂　干姜　防风　人参　桔梗　白薇　荆实　肉苁蓉　飞廉　柏实　薏苡仁　款冬花　白衡　秦椒　麋芜

凡二十四物，以应二十四气。

乌头　附子　藜芦　皂角　茵草　矾石　半夏　细辛

八物毒者，以应八风。

上三十二物各一两，皆㕮咀。以毒药上安之，满枕中，用囊以衣枕。百日而有光泽，一年体中诸疾，一一皆愈而身尽香。四年白发变黑，齿落重生，耳目聪明。神方验秘，不传非人也。武帝以问东方朔，答云：昔女廉以此传玉青，玉青以传广成子，广成子以传黄帝。近者谷城道士淳于公枕此药，枕百余岁而头发不白。夫病之来皆从阳脉起，今枕药枕，风邪不得侵入矣。又虽以布囊衣枕，犹当复以帏囊重包之，须欲卧时乃脱去之耳。诏赐老翁疋帛，老翁不受，曰：臣之于君，犹子之于父也，子知道以上之于父，义不受赏。又臣非卖道者，以陛下好善，故进此耳。帝止而更赐诸药。

服菖蒲

服菖蒲：据目录补，原本无。

《神仙服食》：菖蒲寻九节者，窨干百日，为末，日三服。久服聪明耳目，延年益寿。《抱朴子》云：韩聚服菖蒲十三年，身上生毛，日诵万言，冬袒不寒。须得石上生者，一寸九节，紫花尤善。

《抱朴子》云……紫花尤善：据目录改。原本在“服五味十六年……入水不濡”句下。

服胡麻

《神仙服食》：胡麻，食之能除一切痼疾，久服长生，肥健人，延年不老。

服胡麻：据目录补，原本无。

服五味

《抱朴子》：服五味十六年，面色如玉，入火不灼，入水不濡。

服五味：据目录补，原本无。

服藕实

《食医心镜》：藕实，味甘平，无毒。补中养气，清神，除百病。久服令人止渴悦泽。

服藕实：据目录补，原本无。

服莲子（莲蕊）

《日华子》云：莲子并石莲去心，久食令人心喜，益气止渴。治腰痛，泄精，泻痢。《日华子》云：莲花蕊，久服镇心益色，驻颜轻身。

服莲子：据目录补，原本无。

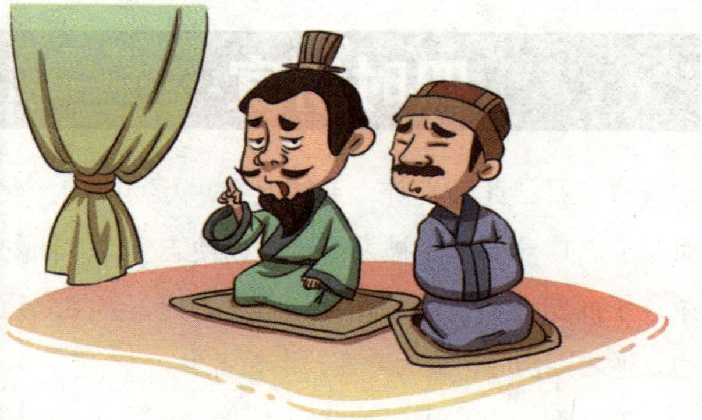

服何首乌

《日华子》云：何首乌，味甘，无毒，久服壮筋骨，益精髓，黑髭鬓，令人有子。

服何首乌：据目录补，原本无。

四时所宜

春三月，此谓发陈，天地俱生，万物以荣，夜卧早起，广步于庭，被发缓形，以使志生，生而勿杀，予而勿夺，赏而勿罚，此春气之应，养生之道也。逆之则伤肝，夏为寒变，奉长者少。

春气温，宜食麦以凉之，不可一于温也。禁温饮食及热衣服。

夏三月，此谓蕃秀，天地气交，万物华实，夜卧早起，无厌于日，使志无怒，使华英成秀，使气得泄，若所爱在外，此夏气之应，养长之道也。逆之则伤心，秋为痎疟，奉收者少，冬至重病。

夏气热，宜食菽以寒之，不可一于热也。禁温饮食、饱食、湿地、濡衣服。

秋三月，此谓容平，天气以急，地气以明，早卧早起，与鸡俱兴，使志安宁，以缓秋形，收敛神气，使秋气平，无外其志，使肺气清，此秋气之应，养收之道也。逆之则伤肺，冬为飧泄，奉藏者少。

秋气燥，宜食麻以润其燥。禁寒饮食、寒衣服。

冬三月，此谓闭藏，水冰地坼，无扰乎阳，早卧晚起，必待日光，使志若伏若匿，若有私意，若已有得，去寒就温，无泄皮肤，使气亟夺，此冬气之应，养藏之道也。逆之则伤肾，春为痿厥，奉生者少。

冬气寒，宜食黍，以热性治其寒。禁热饮食，温炙衣服。

热饮食：这里于医理不符，疑为“寒饮食”。

五味偏走

酸涩以收，多食则膀胱不利，为癃闭。苦燥以坚，多食则三焦闭塞，为呕吐。辛味薰蒸，多食则上走于肺，荣卫不时而心洞。咸味涌泄，多食则外注于脉，胃竭，咽燥而病渴。甘味弱劣，多食则胃柔缓而虫过，故中满而心闷。

薰蒸：即熏蒸。

辛走气，气病勿多食辛。咸走血，血病勿多食咸。苦走骨，骨病勿多食苦。甘走肉，肉病勿多食甘。酸走筋，筋病勿多食酸。

肝病禁食辛，宜食粳米、牛肉、葵、枣之类。心病禁食咸，宜食小豆、犬肉、李、韭之类。脾病禁食酸，宜食大豆、豕肉、栗、藿之类。肺病禁食苦，宜食小麦、羊肉、杏、薤之类。肾病禁食甘，宜食黄黍、鸡肉、桃、葱之类。

多食酸，肝气以津，脾气乃绝，则肉胝皺而唇揭。多食咸，骨气劳，短肥，气折，则脉凝泣而变色。多食甘，心气喘满，色黑，肾气不平，则骨痛而发落。多食苦，脾气不濡，胃气乃厚，则皮槁而毛拔。多食辛，筋脉沮弛，精神乃央，则筋急而爪枯。五谷为食，五果为助，五肉为益，五菜为充，气味合和而食之，则补精益气。虽然五味调和，食饮口嗜，皆不可多也。多者生疾，少者为益。百味珍馔，日有慎节，是为上矣。

皺：通“皱”。

骨气劳，短肥，气折：“大骨气劳，短肌，心气抑”见《素问·生气通天论》。

肾气不平：“肾气不衡”见《素问·生气通天论》。

食疗诸病

生地黄鸡

治腰背疼痛，骨髓虚损，不能久立，身重气乏，盗汗，少食，时复吐利。

盗汗：症名。出自《金匮要略》，又称寝汗。指入睡后出汗，醒后即止。

生地黄（半斤） 饴糖（五两） 乌鸡（一枚）

上三味，先将鸡去毛，肠肚净，细切，地黄与糖相和匀，内鸡腹中，以铜器中放之，复置甑中蒸炊，饭熟成，取食之。不用盐醋，唯食肉尽却饮汁。

羊蜜膏

治虚劳腰痛，咳嗽肺痿，骨蒸。

骨蒸：蒸病的一种。症见潮热、盗汗、心烦少寐、手心常热、小便黄赤。

熟羊脂（五两） 熟羊髓（五两） 白沙蜜（五两，炼净） 生姜汁（一合） 生地黄汁（五合）

上五味，先以羊脂煎令沸，次下羊髓又令沸，次下蜜、地黄、生姜汁，不住手搅，微火熬数沸成膏。每日空心温酒调一匙头。或作羹汤，或作粥食之亦可。

羊脏羹

治肾虚劳损，骨髓伤败。

羊肝、肚、肾、心、肺（各一具，汤洗净）牛酥（一两）胡椒（一两）荜拨（一两）豉（一合）陈皮（二钱，去白）良姜（二钱）草果（两个）葱（五茎）

上件，先将羊肝等，慢火煮令熟，将汁滤净。和羊肝等并药，一同入羊肚内，缝合口，令绢袋盛之，再煮熟，入五味，旋旋任意食之。

旋旋：意为频频。

羊骨粥

治虚劳，腰膝无力。

羊骨（一付，全者，捶碎）陈皮（二钱，去白）良姜（二钱）草果（二个）生姜（一两）盐（少许）

上水三斗，慢火熬成汁，滤出澄清，如常作粥，或作羹汤亦可。

羊脊骨羹

治下元久虚，腰肾伤败。

羊脊骨（一具，全者，捶碎）肉苁蓉（一两，洗，切作片）草果（三个）荜拨（二钱）

上件，水熬成汁，滤去滓，入葱白、五味，作面羹食之。

白羊肾羹

治虚劳，阳道衰败，腰膝无力。

白羊肾（二具，切作片） 肉苁蓉（一两，酒浸，切） 羊脂（四两，切作片） 胡椒（二钱） 陈皮（一钱，去白） 荜拨（二钱） 草果（二钱）

上件相和，入葱白、盐、酱，煮作汤，入面餀子，如常作羹食之。

猪肾粥

治肾虚劳损，腰膝无力，疼痛。

猪肾（一对，去脂膜，切） 粳米（三合） 草果（二钱） 陈皮（一钱，去白） 缩砂（二钱）

上件，先将猪肾、陈皮等煮成汁，滤去滓，入酒少许，次下米成粥，空心食之。

枸杞羊肾粥

阳气衰败：指阳气不足或机能减退的症候。阳虚则生寒，症见疲乏无力、畏寒、肢冷、面色淡白、小便清长、大便稀溏等。

治阳气衰败，腰脚疼痛，五劳七伤。

枸杞叶（一斤） 羊肾（二对，细切） 葱白（一茎） 羊肉（半斤，炒）

上四味拌匀，入五味，煮成汁，下米熬成粥，空腹食之。

鹿肾羹

肾虚耳聋：指肾开窍于耳，肾虚可导致耳鸣、耳聋。

治肾虚耳聋。

鹿肾（一对，去脂膜，切）

上件于豆豉中，入粳米三合，煮粥或作羹，入五味，空心食之。

羊肉羹

治肾虚衰弱，腰脚无力。

羊肉（半斤，细切） 萝卜（一个，切作片） 草果（一钱） 陈皮（一钱，去白） 良姜（一钱） 荜拨（一钱） 胡椒（一钱） 葱白（三茎）

上件，水熬成汁，入盐、酱熬汤，下面餜子，作羹食之。将汤澄清，作粥食之亦可。

鹿蹄汤

治诸风、虚，腰脚疼痛，不能践地。

鹿蹄（四只） 陈皮（二钱） 草果（二钱）

上件，煮令烂熟，取肉，入五味，空腹食之。

鹿蹄：鹿科动物梅花鹿或马鹿的蹄肉。

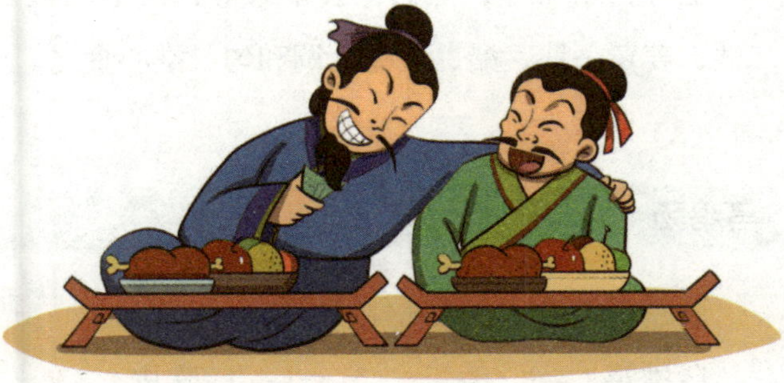

鹿角酒

治卒患腰痛，暂转不得。

鹿角（新者，长二三寸，烧令赤）

上件，内酒中浸二宿，空心饮之立效。

黑牛髓煎

治肾虚弱，骨伤败，瘦弱无力。

黑牛髓（半斤） 生地黄汁（半斤） 白沙蜜（半斤，炼去蜡）

上三味和匀，煎成膏，空心酒调服之。

狐肉汤

五藏邪气：五藏，即五脏，指人体五脏内生邪气和致病因素。

治虚弱，五藏邪气。

狐肉（五斤，汤洗净） 草果（五个） 缩砂（二钱） 葱（一握） 陈皮（一钱，去白） 良姜（二钱） 哈昔泥（一钱，即阿魏）

上件，水一斗，煮熟，去草果等，次下胡椒二钱，姜黄一钱，醋、五味，调和匀，空心食之。

乌鸡汤

心腹邪气：即心腹部的外来邪气和致病因素。

治虚弱劳伤，心腹邪气。

乌雄鸡（一只，挦洗净，切作块子） 陈皮（一钱，

去白） 良姜（一钱） 胡椒（二钱） 草果（二个）

上件，以葱、醋、酱相和，入瓶内封口，令煮熟，空腹食。

醍醐酒

治虚弱，去风湿。

醍醐（一盏）

上件，以酒一杯和匀，温饮之，效验。

山药饦

饦：即饼。见《方言》第十三："饼谓之饦。"

治诸虚，五劳七伤，心腹冷痛，骨髓伤败。

羊骨（五七块，带肉） 萝卜（一枚，切作大片） 葱白（一茎） 草果（五个） 陈皮（一钱，去白） 良姜（一钱） 胡椒（二钱） 缩砂（二钱） 山药（二斤）

上件同煮，取汁澄清，滤去柤，面二斤，山药二斤，煮熟，研泥，溲面作饦，入五味，空腹食之。

溲：据《正字通》"溲，水调粉面也"改。原本作"搜"。

山药粥

治虚劳骨蒸，久冷。

羊肉（一斤，去脂膜，烂煮熟，研泥） 山药（一斤，煮熟，研泥）

上件，肉汤内下米三合，煮粥，空腹食之。

酸枣粥

治虚劳，心烦不得睡卧。

酸枣仁（一碗）

上用水，绞取汁，下米三合煮粥，空腹食之。

生地黄粥

治虚弱骨蒸，四肢无力，渐渐羸瘦，心烦不得睡卧。

生地黄汁（一合）酸枣仁（二两，水绞，取汁二盏）

上件，水煮同熬数沸，次下米三合煮粥，空腹食之。

二两：据《太平圣惠方·食治骨蒸劳》补。原本脱。

椒面羹

治脾胃虚弱，久患冷气，心腹结痛，呕吐不能下食。

川椒（三钱，炒，为末）白面（四两）

上件同和匀，入盐少许，于豆豉作面条，煮羹食之。

荜拨粥

治脾胃虚弱，心腹冷气病㽲痛，妨闷不能食。

㽲：疑为"疠"之误，诸本同。

荜拨（一两） 胡椒（一两） 桂（五钱）

上三味为末。每用三钱，水三大碗，入豉半合，同煮令熟，去滓，下米三合作粥，空腹食之。

良姜粥

治心腹冷痛，积聚停饮。

高良姜（半两，为末） 粳米（三合）

上件，水三大碗 煎高良姜至二碗，去滓，下米煮粥，食之效验。

吴茱萸粥

治心腹冷气冲胁肋痛。

吴茱萸（半两，水洗，去涎，焙干，炒，为末）

上件，以米三合，一同作粥，空腹食之。

牛肉脯

治脾胃久冷，不思饮食。

牛肉（五斤，去脂膜，切作大片） 胡椒（五钱） 荜拨（五钱） 陈皮（二钱，去白） 草果（二钱） 缩砂（二钱） 良姜（二钱）

上件为细末，生姜汁五合，葱汁一合，盐四两，同肉拌匀，淹二日，取出焙干，作脯，任意食之。

停饮：指水饮停于体内即而产生相应的病症。

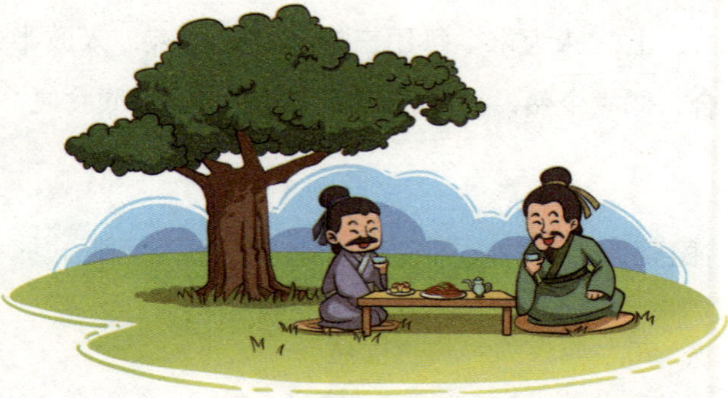

莲子粥

治心志不宁。补中强志，聪明耳目。

莲子（一升，去心）

上件煮熟，研如泥，与粳米三合，作粥，空腹食之。

鸡头粥

治精气不足，强志，明耳目。

鸡头实（三合）

上件煮熟，研如泥，与粳米一合，煮粥食之。

鸡头粉羹

粉羹：据目录改，原本作“羹粉”。

治湿痹，腰膝痛。除暴疾，益精气，强心志，耳目聪明。

鸡头（磨成粉） 羊脊骨（一付，带肉，熬取汁）

鸡头：原本脱用量，诸本同。

上件，用生姜汁一合，入五味调和，空心食之。

桃仁粥

治心腹痛，上气咳嗽，胸膈烦满，喘急。

桃仁（三两，汤煮熟，去尖皮，研）

上件取汁，和粳米同煮粥，空腹食之。

桃仁：蔷薇科植物桃或山桃的种子。

生地黄粥

治虚劳瘦弱，骨蒸，寒热往来，咳嗽唾血。

生地黄汁（二合）

上件，煮白粥，临熟时入地黄汁，搅匀，空腹食之。

寒热往来：症名，又称“往来寒热”。

鲫鱼羹

治脾胃虚弱，泄痢，久不瘥者，食之立效。

大鲫鱼（二斤） 大蒜（两块） 胡椒（二钱） 小椒（二钱） 陈皮（二钱） 缩砂（二钱） 荜拨（二钱）

上件，葱、酱、盐、料物、蒜，入鱼肚内，煎熟作羹，五味调和令匀，空心食之。

炒黄面

治泄痢，肠胃不固。

白面（一斤，炒令焦黄）

上件，每日空心温水调一匙头。

乳饼面

治脾胃虚弱，赤白泄痢。

乳饼（一个，切作豆子样）

上件，用面拌煮熟，空腹食之。

炙黄鸡

治脾胃虚弱，下痢。

黄雌鸡（一只，挦净）

上件以盐、酱、醋、茴香、小椒末同拌匀，刷鸡上，令炭火炙干焦，空腹食之。

一：据《丛书》本、《文库》本补，原本脱。

牛奶子煎荜拨法

贞观中，太宗苦于痢疾，众医不效，问左右能治愈者，当重赏。时有术士进此方：用牛奶子煎荜拨，服之立瘥。

猯肉羹

猯（tuān）：即猪獾。

治水肿，浮气腹胀，小便涩少。

猯肉（一斤，细切） 葱（一握） 草果（三个）

上件，用小椒、豆豉，同煮烂熟，入粳米一合作羹，五味调匀，空腹食之。

黄雌鸡

治腹中水癖，水肿。

黄雌鸡（一只，挦净） 草果（二钱） 赤小豆（一升）

上件，同煮熟，空心食之。

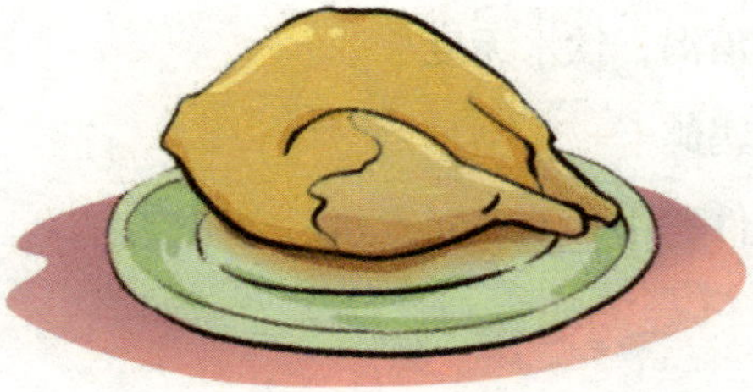

青鸭羹

治十肿水病不瘥。

肿：《太平圣惠方·食治水肿》作“种”。

青头鸭（一只，退净） 草果（五个）

上件，用赤小豆半升，入鸭腹内煮熟，五味调，空心食。

萝卜粥

治消渴，舌焦口干，小便数。

大萝卜（五个，煮熟，绞取汁）

上件，用粳米三合，同水并汁，煮粥食之。

野鸡羹

治消渴口干，小便频数。

野鸡（一只，挦净）

上入五味，如常法作羹臛食之。

臛（huò）：即肉羹。

鹁鸽羹

治消渴，饮水无度。

白鹁鸽（一只，切作大片）

上件，用土苏一同煮熟，空腹食之。

土苏：又称莱菔。

鸡子黄

治小便不通。

鸡子黄（一枚，生用）

上件，服之不过三服，熟亦可食。

葵菜羹

治小便癃闭不通。

葵菜叶（不以多少，洗择净）

上煮作羹，入五味，空腹食之。

癃闭：病症名。指排尿困难，重则闭塞不通的病症，见于各种原因引起的尿潴留。

鲤鱼汤

治消渴，水肿，黄疸，脚气。

大鲤鱼（一头） 赤小豆（一合） 陈皮（二钱，去白） 小椒（二钱） 草果（二钱）

上件，入五味，调和匀，煮熟，空腹食之。

马齿菜粥

治脚气，头面水肿，心腹胀满，小便淋涩。

马齿菜（洗净，取汁）

上件，和粳米同煮粥，空腹食之。

马齿菜：为马齿苋科植物马齿苋的全草。

小麦粥

治消渴口干。

小麦（淘净，不以多少）

上以煮粥，或炊作饭，空腹食之。

驴头羹

言语謇涩：这里指中风造成的说话困难。

治中风头眩，手足无力，筋骨烦痛，言语謇涩。

乌驴头（一枚，挦洗净） 胡椒（二钱） 草果（二钱）

上件，煮令烂熟，入豆豉汁中，五味调和，空腹食之。

驴肉汤

治风狂，忧愁不乐，安心气。

乌驴肉（不以多少，切）

上件，于豆豉中，烂煮熟，入五味，空心食之。

狐肉羹

治惊风，癫痫，神情恍惚，言语错谬，歌笑无度。

狐肉（不以多少及五脏）

上件，如常法入五味，煮令烂熟，空心食之。

熊肉羹

五缓筋急：指筋脉迟缓。

治诸风，脚气痹痛不仁，五缓筋急。

熊肉（一斤）

上件，于豆豉中，入五味、葱、酱，煮熟，空腹食之。

乌鸡酒

治中风背强，舌直不得语，目睛不转，烦热。

乌雌鸡（一只，挦洗净，去肠肚）

上件，以酒五升，煮取酒二升，去滓。分作三服，相继服之。汁尽，无时熬葱白、生姜粥投之，盖覆取汁。

中风：又称卒中，是由于脑部血管突然破裂或因血管阻塞造成血液循环障碍而引起脑组织损伤的一种疾病。

羊肚羹

治诸中风。

羊肚（一枚，洗净） 粳米（二合） 葱白（数茎） 豉（半合） 蜀椒（去目，闭口者。炒出汗，三十粒） 生姜（二钱半，细切）

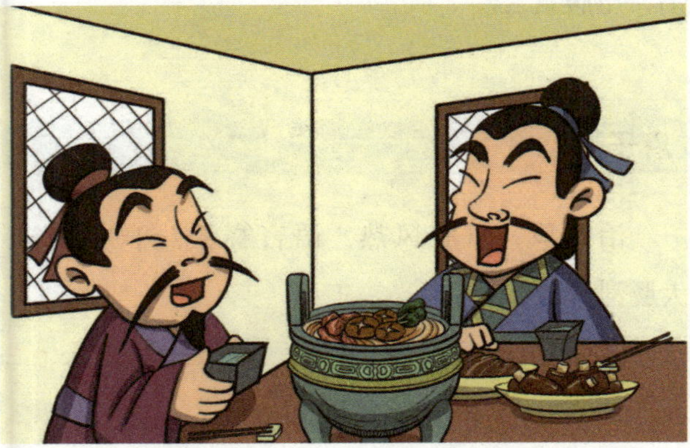

上六味拌匀，入羊肚内烂煮熟，五味调和，空心食之。

葛粉羹

愦：原本作“愦”，诸本同。据《太平圣惠方·食治中风》改。

治中风，心脾风热，言语謇涩，精神昏愦，手足不遂。

葛根（半斤，捣，取粉四两）荆芥穗（一两）豉（三合）

上三味，先以水煮荆芥、豉六七沸，去滓取汁，次将葛粉作索面，于汁中煮熟，空腹食之。

荆芥粥

治中风，言语謇涩，精神昏愦，口面㖞斜。

荆芥穗（一两）薄荷叶（一两）豉（三合）白粟米（三合）

上件，以水四升，煮取三升，去滓，下米煮粥，空腹食之。

麻子粥

治中风，五脏风热，语言謇涩，手足不遂，大肠滞涩。

冬麻子（二两，炒，去皮，研）白粟米（三合）薄荷叶（一两）荆芥穗（一两）

上件，水三升，煮薄荷、荆芥，去滓取汁，入麻子仁同煮粥，空腹食之。

恶实菜（即牛蒡子，又名鼠粘子）

治中风，燥热，口干，手足不遂及皮肤热疮。

恶实菜叶（肥嫩者）　酥油

上件，以汤煮恶实叶三五升，取出，以新水淘过，布绞取汁，入五味，酥点食之。

乌驴皮汤

治中风手足不遂，骨节烦疼，心躁，口眼面目㖞斜。

乌驴皮（一张，挦洗净）

上件，蒸熟，细切如条，于豉汁中入五味，调和匀，煮过，空心食之。

乌驴皮：乌驴皮和黑驴皮的区别是乌驴皮全身通黑，没有一点杂毛。黑驴皮绝大部分是黑色的，有部分杂色。

羊头脍

治中风头眩，羸瘦，手足无力。

白羊头（一枚，挦洗净）

上件，蒸令烂熟，细切，以五味汁调和脍，空腹食之。

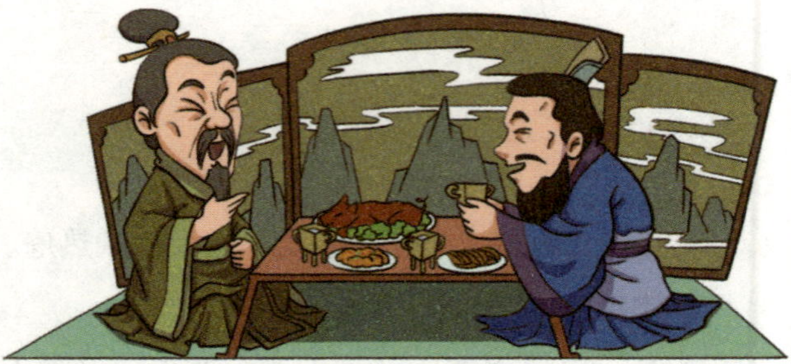

野猪臛

治久痔野鸡病下血不止，肛门肿满。

野猪肉（二斤，细切）

上件，煮令烂熟，入五味，空心食之。

野鸡病：《普济方·针灸》：“穴复溜治野鸡痔。”野鸡病即痔的另一种说法。

獭肝羹

治久痔下血不止。

獭肝（一付）

上件，煮熟，入五味，空腹食之。

鲫鱼羹

治久痔肠风，大便常有血。

大鲫鱼（一头，新鲜者，洗净，切作片） 小椒（二钱，为末） 草果（一钱，为末）

上件，用葱三茎，煮熟，入五味，空腹食之。

服药食忌

但服药不可多食生芫荽及蒜、杂生菜诸滑物，肥猪肉、犬肉油腻物，鱼脍腥膻等物。及忌见丧尸、产妇、淹秽之事。又不可食陈臭之物。

有术勿食桃、李、雀肉、胡荽、蒜、青鱼等物。有黎芦勿食猩肉。有巴豆勿食芦笋及野猪肉。有黄连桔梗，勿食猪肉。有地黄勿食芜荑。有半夏菖蒲，勿食饴糖及羊肉。有细辛勿食生菜。有甘草勿食菘菜、海藻。有牡丹勿食生胡荽。有商陆勿食犬肉。有常山勿食生葱、生菜。有空青、朱砂，勿食血（凡服药通忌食血）。有茯苓勿食醋。有鳖甲勿食苋菜。有天门冬勿食鲤鱼。

凡久服药通忌：未不服药，又忌满日。正五九月忌巳日，二六十月忌寅日，三七十一月忌亥日，四八十二月忌申日。

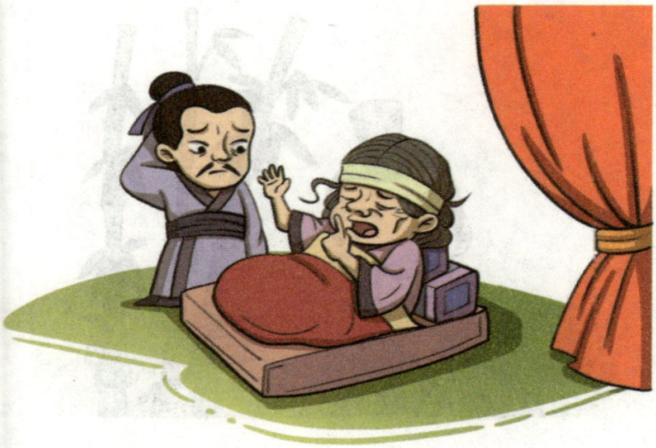

淹：腐败的意思。一云同腌，肮脏之意。《方言》第十三："潳、淹，败也。湿敝为潳，水敝为淹。"

猩：疑为"狸"之误，诸本同。

食物利害

盖食物有利害者，可知而避之。

面有䭱气，不可食。生料色臭，不可用。浆老而饭溲，不可食。煮肉不变色，不可食。诸肉非宰杀者，勿食。诸肉臭败者，不可食。诸脑不可食。凡祭肉自动者，不可食。猪羊疫死者，不可食。曝肉不干者，不可食。马肝牛肝皆不可食。兔合眼不可食。烧肉不可用桑柴火。獐、鹿、麋，四月至七月勿食。二月内，勿食兔肉。诸肉脯，忌米中贮之，有毒。鱼馁者，不可食。羊肝有孔者，不可食。诸鸟自闭口者，勿食。蟹八月后可食，余月勿食。虾不可多食，无须及腹下丹，煮之白者，皆不可食。腊月脯腊之属，或经雨漏所渍、虫鼠啮残者，勿食。海味糟藏之属，或经湿热变损，日月过久者，勿食。六月七月勿食雁。

䭱（yǎn）：变质的意思。

溲：同“馊”用义。

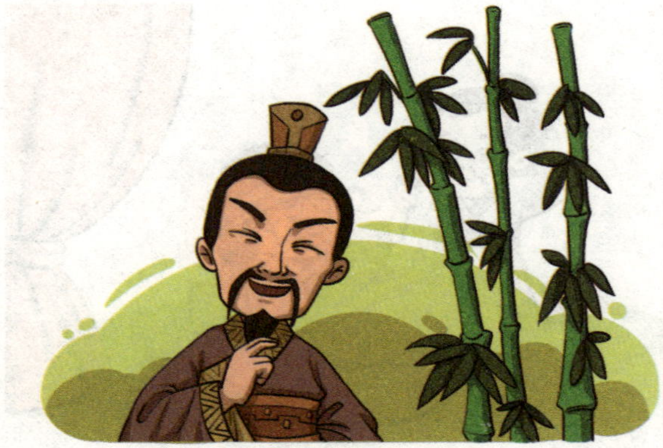

鲤鱼头不可食，毒在脑中。诸肝青者，不可食。五月勿食鹿，伤神。九月勿食犬肉，伤神。十月勿食熊肉，伤神。不时者，不可食。诸果核未成者，不可食。诸果落地者，不可食。诸果虫伤者，不可食。桃杏双仁者，不可食。莲子不去心，食之成霍乱。甜瓜双蒂者，不可食。诸瓜沉水者，不可食。蘑菇勿多食，发病。榆仁不可多食，令人瞑。菜着霜者，不可食。樱桃勿多食，令人发风。葱不可多食，令人虚。芫荽勿多食，令人多忘。竹笋勿多食，发病。木耳色赤者，不可食。三月勿食蒜，昏人目。二月勿食蓼，发病。九月勿食着霜瓜。四月勿食胡荽，生狐臭。十月勿食椒，伤人心。五月勿食韮，昏人五脏。

狐臭：病名，出自《肘后方》。又名胡臭，体气，腋气。

食物相反

苍耳：菊科植物苍耳的茎叶。有祛风散热，解毒杀虫之功效。

盖食不欲杂，杂则或有所犯，知者分而避之。

马肉不可与仓米同食。马肉不可与苍耳、姜同食。猪肉不可与牛肉同食。羊肝不可与椒同食，伤心。兔肉不可与姜同食，成霍乱。羊肝不可与猪肉同食。牛肉不可与栗子同食。羊肚不可与小豆、梅子同食，伤人。羊肉不可与鱼脍、酪同食。猪肉不可与芫荽同食，烂人肠。马奶子不可与鱼脍同食，生癥瘕。鹿肉不可与鮠鱼同食。麋鹿不可与虾同食。麋肉脂不可与梅、李同食。牛肝不可与鲇鱼同食，生风。牛肠不可与犬肉同食。鸡肉不可与鱼汁同食，生癥瘕。鹌鹑肉不可与猪肉同食，面生黑。鹌鹑肉不可与菌子同食，发痔。野鸡不可与荞面同食，生虫。野鸡不可与胡桃、蘑菇同食。野鸡卵不可与葱同食，生虫。雀肉不可与李同食。鸡子不可与鳖肉同食。鸡子不可与生葱、蒜同食，损气。鸡肉不可与兔肉同食，令人泄泻。野鸡不可与鲫鱼同食。鸭肉不可与鳖肉同食。野鸡不可与猪肝同食。鲤鱼不可与犬肉同食。野鸡不可与鲇鱼同食，食之令人生癞疾。鲫鱼不可与糖同食。鲫鱼不可与猪肉同食。黄鱼不可与荞面同食。虾不可与猪肉同食，损精。虾不可与糖同食。虾不可与鸡肉同食。大豆黄不可与猪肉同食。黍米不可与葵菜同食，发病。小豆不

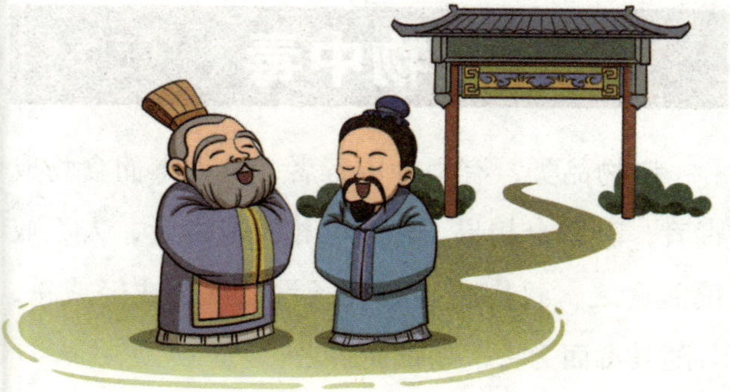

可与鲤鱼同食。杨梅不可与生葱同食。柿、梨不可与蟹同食。李子不可与鸡子同食。枣不可与蜜同食。李子、菱角不可与蜜同食。葵菜不可与糖同食。生葱不可与蜜同食。莴苣不可与酪同食。竹笋不可与糖同食。蓼不可与鱼脍同食。苋菜不可与鳖肉同食。韮不可与酒同食。苦苣不可与蜜同食。薤不可与牛肉同食，生癥瘕。芥末不可与兔肉同食，生疮。

食物中毒

诸物品类，有根性本毒者，有无毒而食物成毒者，有杂合相畏、相恶、相反成毒者，人不戒慎而食之，致伤腑脏和乱肠胃之气，或轻或重，各随其毒而为害，随毒而解之。

如饮食后不知记何物毒，心烦满闷者，急煎苦参汁饮，令吐出。或煮犀角汁饮之，或苦酒、好酒煮饮，皆良。

食菜物中毒，取鸡粪烧灰，水调服之。或甘草汁，或煮葛根汁饮之。胡粉水调服亦可。

鸡粪：即中药屎白。为雉科动物家鸡粪便上的白色部分。能利水、泄热、祛风、解毒。

食瓜过多，腹胀，食盐即消。食蘑菇、菌子毒，地浆解之。食菱角过多，腹胀满闷，可暖酒和姜饮之即消。食野山芋毒，土浆解之。食瓠中毒，煮黍穰汁饮之即解。

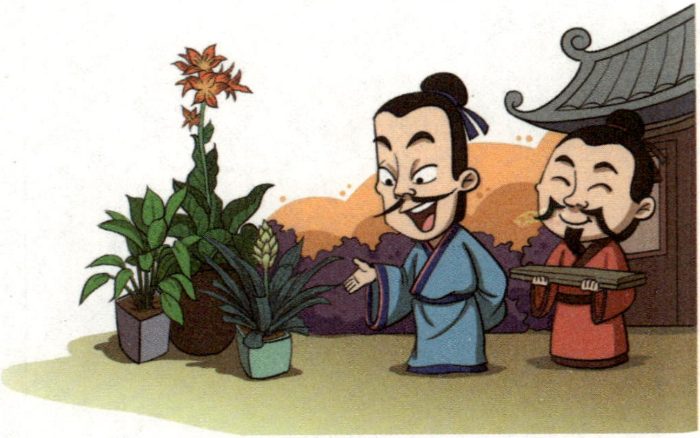

食诸杂肉毒及马肝漏脯中毒者，烧猪骨灰调服，或芫荽汁饮之，或生韭汁亦可。食牛羊肉中毒，煎甘草汁饮之。食马肉中毒，嚼杏仁即消，或芦根汁及好酒皆可。食犬肉不消成膜胀，口干，杏仁去皮尖，水煮饮之。

食鱼脍过多成虫瘕，大黄汁、陈皮末，同盐汤服之。食蟹中毒，饮紫苏汁，或冬瓜汁，或生藕汁解之，干蒜汁、芦根汁亦可。食鱼中毒，陈皮汁、芦根及大黄、大豆、朴硝汁皆可。食鸭子中毒，煮秫米汁解之。食鸡子中毒，可饮醇酒、醋解之。

虫瘕：指腹内因寄生虫而起硬块的病。症见面黄肌瘦，时吐苦水清水腹部胀大，脘腹剧痛，痛处或在脐周，时痛时止，或有积块可以触及。

饮酒大醉不解，大豆汁、葛花、椹子、柑子皮汁皆可。

食牛肉中毒，猪脂炼油一两，每服一匙头，温水调下即解。食猪肉中毒，饮大黄汁，或杏仁汁、朴硝汁，皆可解。

禽兽变异

禽兽形类，依本体生者，犹分其性质有毒无毒者，况异像变生，岂无毒乎。倘不慎口，致生疾病，是不察矣。

兽岐尾，马蹄夜目，羊心有孔，肝有青黑，鹿豹文，羊肝有孔，黑鸡白首，白马青蹄，羊独角，白羊黑头，黑羊白头，白鸟黄首，羊六角，白马黑头，鸡有四距，曝肉不燥，马生角，牛肝叶孤，蟹有独螯，鱼有眼睫，虾无须，肉入水动，肉经宿暖，鱼无肠、胆、腮，肉落地不沾土，鱼目开合及腹下丹。

鸡有四距：一般雄鸡每腿只生一距，共有两距。本条认为鸡生有四距，是变异，其肉有毒，不可吃。距，指雄鸡、雉等的腿后面突出像脚趾的部分。《说文·足部》：“距，鸡距也。”

曝肉不燥：曝肉不干，水分过大，极易受微生物污染而腐败，生成有毒物质，如果误吃了这种肉就有可能中毒。

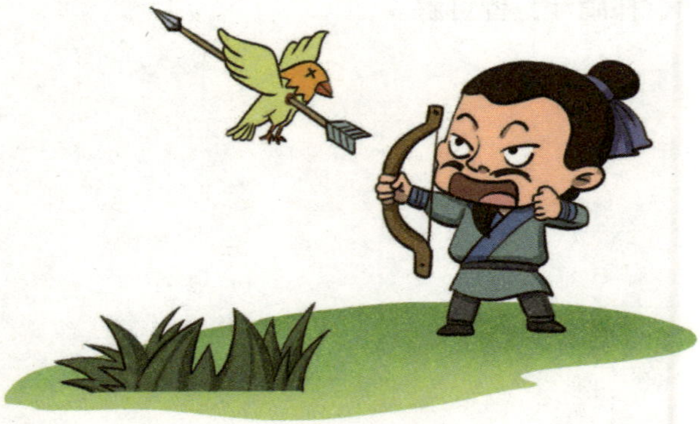

卷第三

米谷品

稻米

味甘苦，平，无毒。主温中，令人多热，大便坚，不可多食。即糯米也（苏门者为上，酿酒者多用）。

苏门：即印度尼西亚的苏门答腊岛。这里代指印度尼西亚。

粳米

味甘苦，平，无毒。主益气，止烦，止泄，和胃气，长肌肉。即今有数种（香粳米，匾子米，雪里白，香子米）。香味尤胜。诸粳米捣碎，取其圆净者，为圆米，亦作渴米。

粟米

味咸，微寒，无毒。主养肾气，去脾胃中热，益气。陈者良，治胃中热，消渴，利小便，止痢。《唐本》注云：粟类多种，颗粒细如粱米，捣细，取匀净者为浙米。

陈者良：指粟米储存时间可达三五年的陈粟米功效更好。陈粟米能止痢，解烦闷。

青粱米

味甘，微寒，无毒。主胃痹，中热，消渴，

止泄痢，益气补中，轻身延年。

白粱米

味甘，微寒，无毒。主除热，益气。

黄粱米

味甘，平，无毒。主益气和中，止泄。《唐本》注云：穗大毛长，谷米俱粗于白粱。

黍米

味甘，平，无毒。主益气补中，多热，令人烦。久食昏人五脏，令人好睡，肺病宜食。

肺病宜食：古代医家认为黍者，“暑”也。因为黍最黏滞，与糯米同性，其气温暖，故功能补肺，主益气，为肺之谷也。

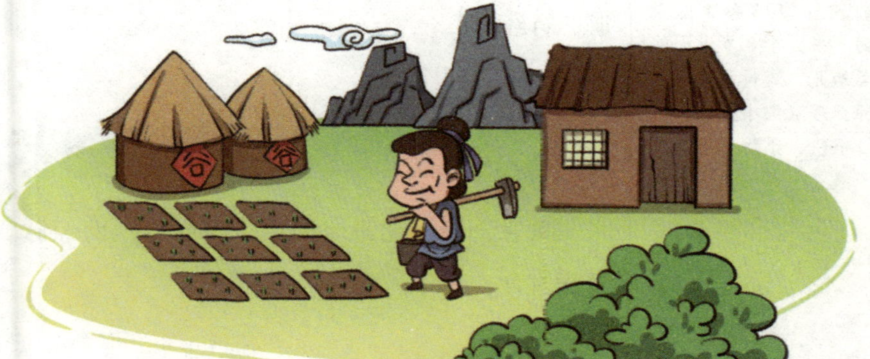

丹黍米

味苦，微温，无毒。主咳逆，霍乱，止烦渴，除热。

稷米

味甘，无毒。主益气，补不足。关西谓之穈子米，亦谓穄米。古者取其香可爱，故以供祭祀。

关西：古代地区名。汉、唐等时代泛指函谷关或潼关以西的地区。

河西米

味甘，无毒。补中益气。颗粒硬于诸米。出本地。

绿豆

味甘寒，无毒。主丹毒，风疹，烦热，和五脏，行经脉。

风疹：又名风痧，一种较轻的出疹性传染病。多见于五岁以下的婴幼儿，流行于冬春之际。疹点细小淡红，出没很快，退后无落屑及疹痕。

白豆

味甘，平，无毒。调中，暖肠胃，助经脉。肾病宜食。

大豆

味甘，平，无毒。杀鬼气，止痛，逐水，除胃中热，下瘀血，解诸药毒。作豆腐即寒而动气。

逐水：下法之一。用峻烈泻水药攻逐水饮的方法。适用于腹水、胸胁积水等实症。

赤小豆

味甘酸，平，无毒。主下水，排脓血，去热肿，止泻痢，通小便。解小麦毒。

下水：即水肿，病症名，出《素问·水热穴论》。又名水、水气或水病。指体内水湿停留，面目、四肢、胸腹甚至全身浮肿的一种疾患。

回回豆子

味甘，无毒。主消渴。勿与盐煮食之。出在回回地面，苗似豆，今田野中处处有之。

青小豆

味甘寒，无毒。主热中，消渴。止下痢，去腹胀。产妇无乳汁，烂煮三五升，食之即乳多。

豌豆

味甘，平，无毒。调顺荣卫，和中益气。

扁豆

味甘，微温。主和中。叶主霍乱吐下不止。

小麦

味甘，微寒，无毒。主除热，止烦躁，消渴，咽干，利小便，养肝气，止痛，唾血。

大麦

味咸，温，微寒，无毒。主消渴除热，益气调中，令人多热，为五谷长。《药性论》云：能消化宿食，破冷气。

荞麦

味甘，平，寒，无毒。实肠胃，益气力。久食动风气，令人头眩。和猪肉食之，患热风，脱人须眉。

白芝麻

味甘，大寒，无毒。治虚劳，滑肠胃，行风气，通血脉，去头风，润肌肤。食后生噉一合。与乳母食之，令子不生病。

噉：即吃、食。“啖”的异体字。

食后生噉一合：据《食疗本草·卷下·白油麻》，此句后有“终身不辍”四字。

胡麻

味甘，微寒。除一切痼疾，久服长肌肉，健人。油，利大便，治胞衣不下。《修真秘旨》云神仙服胡麻法：久服面光泽，不饥，三年水火不能害，行及奔马。

饧

味甘，微温，无毒。补虚乏，止渴，去血，健脾，治嗽。小儿误吞钱，取一斤，渐渐尽食之即出。

蜜

味甘，平，微温，无毒。主心腹邪气，诸惊痫，补五脏不足，气益中，止痛，解毒，明耳目，和百药，除众病。

气益中：疑为“益中气”，诸本同。

麴

麴：即“麹”。

味甘，大暖。疗脏腑中风气，调中益气，开胃消食，补虚去冷。陈久者良。

益:《食疗本草·卷下·麹》作“下”。

去：据《食疗本草·卷下·麹》补，原本无。

醋

癥块：指腹腔内痛有定处的包块。

味酸，温，无毒。消痈肿，散水气，杀邪毒，破血运，除癥块、坚积。醋有数种（酒醋、桃醋、麦醋、葡萄醋、枣醋，米醋为上，入药用）。

酱

味咸酸，冷，无毒。除热止烦，杀百药、热汤火毒，杀一切鱼肉菜蔬毒，豆酱主治胜面酱。陈久者尤良。

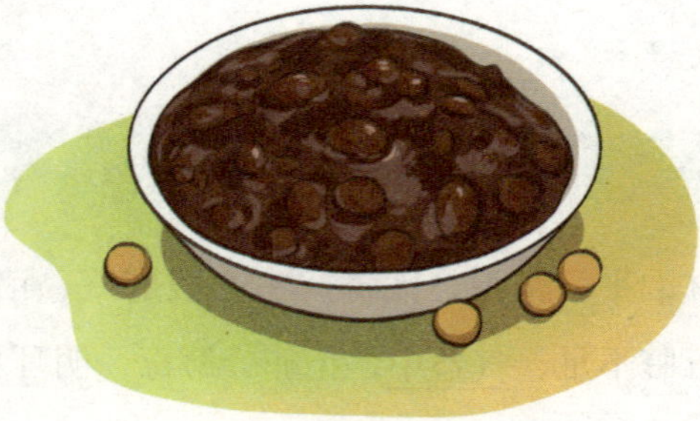

豉

味苦，寒，无毒。主伤寒头痛，烦躁满闷。

盐

多食伤肺，令人咳嗽，失颜色：《素问》："血病无多食咸，多食则脉凝泣而变色。"《蜀本草》："多食令人失色肤黑，损筋力。"

味咸，温，无毒。主杀鬼蛊邪，疰毒伤寒，吐胸中痰澼，止心腹卒痛。多食伤肺，令人咳嗽，失颜色。

酒

味苦甘辣，大热，有毒。主行药势，杀百邪，通血脉，厚肠胃，润皮肤，消忧愁，多饮损寿伤神，易人本性。酒有数般，唯酝酿以随其性。

虎骨酒

以酥炙虎骨捣碎，酿酒。治骨节疼痛，风疰冷痹痛。

风疰：中医古病名。指风邪注入人体关节中而作痛，使动作受阻的一种病症。类于现代西医所指的“风湿性关节炎”。风，指致病的风邪。疰，在此通“注”或“住”，有灌注于人体久住不去的意思，多指具有传染性和病程长的慢性疾病。

枸杞酒

以甘州枸杞依法酿酒。补虚弱，长肌肉，益精气，去冷风，壮阳道。

地黄酒

以地黄绞汁酿酒。治虚弱，壮筋骨，通血脉，治腹内痛。

松节酒

仙方以五月五日采松节，剉碎，煮水酿酒。治冷风虚，骨弱，脚不能履地。

冷风虚:《本草纲目》作“冷内虚弱”。指因风寒湿邪所侵而身虚体弱。

茯苓酒

仙方，依法茯苓酿酒。治虚劳，壮筋骨，延年益寿。

松根酒

以松树下撅坑置瓮，取松根津液酿酒。治风，壮筋骨。

羊羔酒

依法作酒，大补益人。

五加皮酒：用中药五加皮作为主要原料制作的一种药酒。

五加皮酒

五加皮浸酒，或依法酿酒。治骨弱不能行走，久服壮筋骨，延年不老。

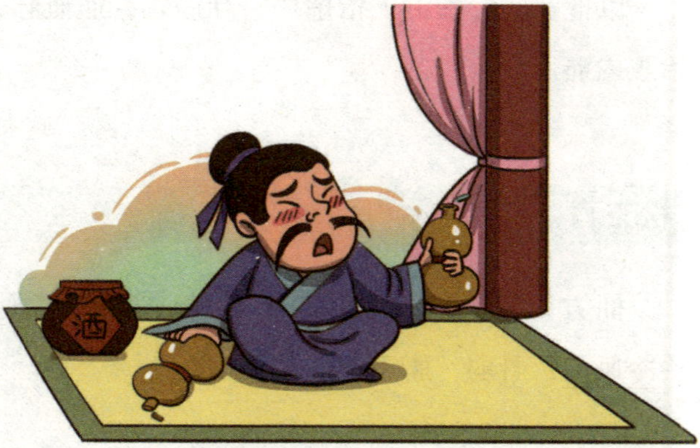

腽肭脐酒

治肾虚弱，壮腰膝，大补益人。

腽肭脐：又名海狗肾。《药性论·兽禽虫鱼类卷第三》："腽肭脐……此是新罗国海内狗外肾也。"

小黄米酒

性热，不宜多饮，昏人五脏，烦热多睡。

昏人五脏：可理解为饮用过量的小黄米酒，可使人昏昏沉沉。

葡萄酒

益气调中，耐饥强志。酒有数等：有西番者，有哈刺火者，有平阳太原者，其味都不及哈刺火者。田地酒最佳。

阿剌吉酒

味甘辣，大热，有大毒。主消冷坚积，去寒气。用好酒蒸熬，取露成阿剌吉。

阿剌吉酒：烧酒。《本草纲目·谷部·烧酒》："火酒，阿剌吉酒。"

速儿麻酒

又名拨糟。味微甘辣。主益气止渴。多饮令人膨胀生痰。

兽品

牛

牛肉 味甘，平，无毒。主消渴，止哕泄，安中益气，补脾胃。

哕（yē）：即干呕。《难经·十六难》："假令得心脉，其外证面赤，口干，喜笑，其内证脐上有动气，按之牢若痛，其病烦心，心痛，掌中热而哕。"《伤寒类证活人书》卷十："干呕者，今人所谓哕也。"

牛髓 补中，填精髓。

牛酥 凉。益心肺，止渴嗽，润毛发，除肺痿，心热吐血。

牛酪 味甘酸，寒，无毒。主热毒，止消渴，除胸中虚热，身面热疮。

牛乳腐 微寒。润五脏，利大小便，益十二经脉，微动气。

羊

羊肉 味甘，大热，无毒。主暖中，头风，大风，汗出，虚劳，寒冷，补中益气。

羊头 凉。治骨蒸，脑热，头眩，瘦病。

羊心 主治忧恚，膈气。

羊肝 性冷。疗肝气虚热，目赤暗。

羊血 主治女人中风血虚，产后血晕，闷欲绝者，生饮一升。

羊五脏 补人五脏。

羊肾 补肾虚，益精髓。

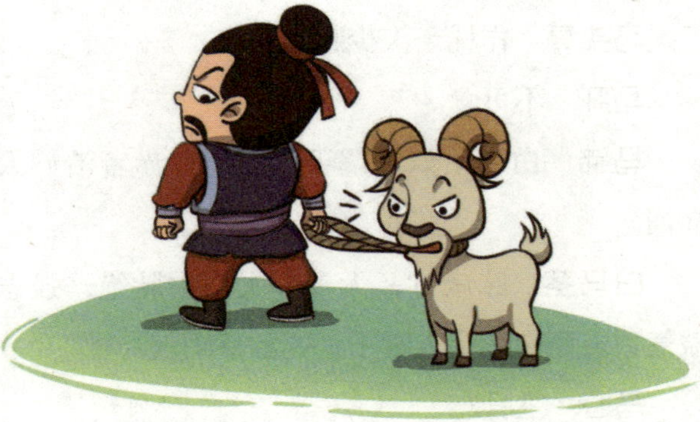

羊骨 热。治虚劳，寒中，羸瘦。

羊髓 味甘，温。主治男女伤中，阴气不足，利血脉，益经气。

羊脑 不可多食。

羊酪 治消渴，补虚乏。

黄羊 味甘，温，无毒。补中益气，治劳伤虚寒。其种类数等，成群至于千数。白黄羊，生于野草内。黑尾黄羊，生于沙漠中。能走善卧，行走不成群。其脑不可食，髓骨可食，能补益人。煮汤无味。

山羊 味甘，平，无毒。补益人，生山谷中。

羖羊 味甘，平，无毒。补五劳七伤，温中益气。其肉稍腥。

羖羊：即黑色的公羊，又可泛指公羊。

马

马肉 味辛苦，冷，有小毒。主热，下气，

主热："主除热"见《新修本草·兽部》。

长筋骨，强腰膝，壮健轻身。

马头骨 作枕令人少睡。

马肝 不可食。

马蹄 白者治妇人漏下，白崩；赤者治妇人赤崩。

白马茎 味咸甘，无毒。主伤中脉绝，强志益气，长肌肉，令人有子，能壮盛阴气。

马心 主喜忘。

马肉内有生黑墨汁者，有毒，不可食。白马多有之。

马乳 性冷，味甘。止渴，治热。有三等（一名升坚，一名晃禾儿，一名窗兀），以升坚为上。

野马

味甘，平，有毒。壮筋骨。与家马肉颇相似，其肉落地不沾沙，然不宜多食。

象

象肉 味淡。不堪食，多食令人体重。胸前小横骨，令人能浮水。身有百兽肉，皆有分段，惟鼻是本肉。

象牙 无毒。主诸铁及杂物入肉，刮取屑细研，和水傅疮上即出。

傅：通“敷”，下同。

驼

驼肉 治诸风，下气，壮筋骨，润皮肤，疗一切顽麻风痹，肌肤紧急，恶疮肿毒。

驼脂 在两峰内，有积聚者，酒服之良。

驼乳（系爱刺） 性温，味甘。补中益气，壮筋骨，令人不饥。

野驼 味甘，温平，无毒。治诸风，下气，壮筋骨，润皮肤。

驼峰 治虚劳风。有冷积者，用葡萄酒温调峰子油，服之良。好酒亦可。

熊

熊肉 味甘，无毒。主风痹，筋骨不仁。若腹中有积聚，寒热羸瘦者，不可食之，终身不除。

熊白 凉，无毒。治风补虚损，杀劳虫。

熊掌 食之可御风寒。此是八珍之数，古人最重之。十月勿食之，损神。

熊白：指的是熊背上的脂肪。《本草纲目·兽二·熊》："脂即熊白，乃背上肪，色白如玉，味甚美。"

八：据《丛书》本、《文库》本改。原本作"人"。

驴

驴肉 味甘，寒，无毒。治风狂忧愁不乐，安心气，解心烦。头肉，治多年消渴，煮食之良。乌驴者，尤佳。脂，和乌梅作丸，治久疟。

野驴 性味同。比家驴鬃尾长，骨骼大。食之能治风眩。

麞

麞肉 味甘，温，无毒。益气补中，治腰脚无力。不可与野鸡肉及虾、生菜、梅、李果实同食，令人病。

麞脂 味辛，温，无毒。主痈肿恶疮，风痹，四肢拘缓。通血脉，润泽皮肤。

麞皮 作靴能除脚气。

鹿

鹿肉 味甘，温，无毒。补中，强五脏，益气。

鹿髓 甘，温。主男女伤中，绝脉，筋急，咳逆，以酒服之。

咳逆：症名。《诸病源候论·咳逆候》："咳逆者，是咳嗽而气逆上也。"

鹿头 主消渴，夜梦见物。

鹿蹄 主脚膝疼痛。

鹿肾 主温中，补肾，安五脏，壮阳气。

鹿茸 味甘，微温，无毒。主漏下恶血，寒热惊痫，益气强志，补虚羸，壮筋骨。

鹿角 微咸，无毒。主恶疮痈肿，逐邪气，除小腹血急痛，腰脊痛及留血在阴中。

麞

麞：即"獐"，下同。

麞肉　温。主补益五脏。《日华子》云：肉无毒。八月至腊月食之，胜羊肉。十二月以后至七月食之，动气。道家多食，言无禁忌也。

犬

犬肉　味咸，温，无毒。安五脏，补绝伤，益阳道，补血脉，厚肠胃，实下焦，填精髓。黄色犬肉尤佳。不与蒜同食，必顿损人。九月不宜食之，令人损神。

犬四脚蹄　煮饮之，下乳汁。

猪

猪肉　味苦，无毒。主闭血脉。弱筋骨虚肥人不可久食，动风。患金疮者，尤甚。

闭血脉：又见《食疗本草·卷中·猪（豚）》"热闭血脉"。

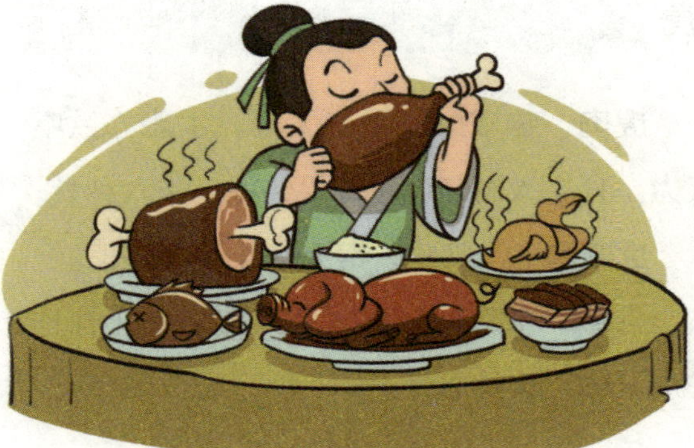

猪肚 主补中益气，止渴。

猪肾 冷。和理肾气，通利膀胱。

猪四蹄 小寒。主伤挞诸败疮，下乳。

野猪 味苦，无毒。主补肌肤，令人虚肥。雌者肉更美，冬月食。橡子肉色赤，补人五脏，治肠风泻血，其肉味胜家猪。

江猪 味甘，平，无毒。然不宜多食，动风气，令人体重。

獭

獭肉 味咸，平，无毒。治水气胀满。疗温疫病，诸热毒风，咳嗽劳损。不可与兔同食。

獭肝 甘，有毒。治肠风下血及主疰病相染。

獭皮 饰领袖则尘垢不著。如风沙翳目，以袖拭之即出。又鱼刺鲠喉中不出者，取獭爪爬项下即出。

温疫病：即“瘟疫病”。

疰病相染：疰，有灌注和久住之意，多指具有传染性和病程长的慢性病，主要指劳瘵。疰，通“注”。《释名·释疾病》：“注病，一人死，一人复得，气相灌注也。”

虎

虎肉 味咸酸，平，无毒。主恶心欲呕，益气力。食之入山，虎见则畏，辟三十六种魅。

虎眼睛 主疟疾，辟恶，止小儿热惊。

虎骨 主除邪恶气，杀鬼疰毒，止惊悸。主恶疮鼠瘘，头骨尤良。

鬼疰毒：古医书上指一些病因不明而有传染性的致病因素。

豹

豹肉 味酸，平，无毒。安五脏，补绝伤，壮筋骨，强志气。久食令人猛，健忘，性粗疏，耐寒暑。正月勿食之，伤神。《唐本》注云：车驾卤簿用豹尾，取其威重为可贵也。

土豹脑子 可治腰疼。

麞子

味甘，平，无毒。补益人。

麂

味甘，平，无毒。主五痔，多食能动人痼疾。

五痔:《诸病源候论》作牡痔、牝痔、脉痔、肠痔、血痔。这里泛指多种肛肠疾病。

麝

无毒，性温。似麞肉而腥，食之不畏蛇毒。

狐

温，有小毒。《日华子》云：性暖，补虚劳，治恶疮疥。

瘴气：一般指南方山林之间湿热蒸郁致人疾病的邪气。也特指疟疾或瘴症，多发于西南地区。相当于现在的恶性疟疾。

犀牛

犀牛肉 味甘，温，无毒。主诸兽蛇虫蛊毒，辟瘴气。食之入山不迷其路。

犀角 味苦咸，微寒，无毒。主百毒蛊疰，邪鬼瘴气，杀钩吻、鸩羽、蛇毒。疗伤寒温疫。犀有数等（山犀、通天犀、辟尘犀、水犀、镇帷犀）。

狼

狼肉 味咸，性热，无毒。主补益五脏，厚肠胃，填精髓。腹有冷积者，宜食之。味胜狐犬肉。

狼喉嗉皮 熟成皮条，勒头去头痛。

狼皮 熟作番皮，大暖。

狼尾 马胸堂前带之，辟邪，令马不惊。

狼牙 带之辟邪。

绝血脉：能使人的血脉受到损害。

兔

兔肉 味辛，平，无毒。补中益气。不宜多食，损阳事，绝血脉，令人痿黄。不可与姜、橘同食，令人患卒心痛。妊娠不可食，令子缺唇。二月不可食，伤神。

兔肝 主明目。

腊月兔头及皮毛 烧灰，酒调服之，治产难，胞衣不出，余血不下。

塔剌不花（一名土拨鼠）

味甘，无毒。主野鸡瘘疮，煮食之宜人。生山后草泽中。北人掘取以食，虽肥，煮则无油，汤无味。多食难克化，微动气。

动气：因不易消化而引起腹内咕咕作响。

皮 作番皮，不湿透，甚暖。

头骨 去下颏肉，令齿全，治小儿无睡，悬之头边，即令得睡。

獾

肉，味甘，平，无毒。治上气咳逆，水腹不差，作羹食良。

腹：这里作“胀”更符合医理。

野狸

味甘，平，无毒。主治鼠瘘，恶疮。头骨尤良。

黄鼠

味甘，平，无毒。多食发疮。

猴

味酸，无毒。主治诸风，劳疾。酿酒尤佳。

禽品

天鹅

味甘，性热，无毒。主补中益气。鹅有三四等，金头鹅为上，小金头鹅为次。有花鹅者，有一等鹅不能鸣者，飞则翎响，其肉微腥，皆不及金头鹅。

鹅

味甘，平，无毒。利五脏，主消渴。孟诜云：肉性冷，不可多食，亦发痼疾。《日华子》云：苍鹅性冷有毒，食之发疮。白鹅无毒，解五脏热，止渴。脂，润皮肤，主治耳聋。鹅弹补五脏，益气。有痼疾者，不宜多食。

弹：古代作“蛋”字。

雁

味甘，平，无毒。主风挛拘急，偏枯，气不通利，益气，壮筋骨，补劳瘦。

雁骨灰 和米泔洗头，长发。

雁膏 治耳聋，亦能长发。

雁脂 补虚羸，令人肥白。六月、七月勿食雁，令人伤神。

鹚鹄

味甘，温，无毒。补中益气，食之甚有益人，炙食之味尤美。然有数等，白鹚鹄、黑头鹚鹄、胡鹚鹄，其肉皆不同。

髓　味甘美，补精髓。

水札

味甘，平，无毒。中益气。宜炙食之，甚美。

鸡

丹雄鸡　味甘，平，微温，无毒。主妇人崩中，漏下赤白，补虚，温中，止血。

崩中，漏下赤白：指不在月经期间阴道内忽然流出大量的血液或白色的黏液。

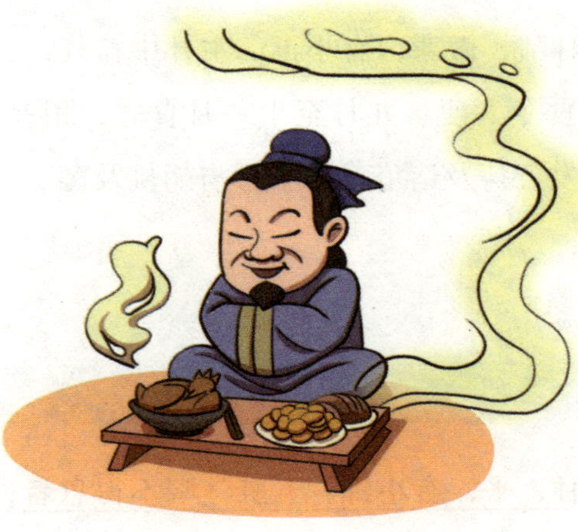

白雄鸡 味酸，无毒。主下气，疗狂邪，补中，安五脏，治消渴。

乌雄鸡 味甘酸，无毒。主补中，止痛，除心腹恶气。虚弱者，宜食之。

乌雌鸡 味甘，温，无毒。主风寒湿痹，五缓六急，中恶，腹痛及伤折骨疼，安胎血，疗乳难。

黄雌鸡 味酸，平，无毒。主伤中，消渴，小便数不禁，肠澼，泄痢，补五脏。先患骨热者，不可食。

鸡子 益气，多食令人有声。主产后痢，与小儿食之止痢。《日华子》云：鸡子，镇心，安五脏。其白微寒，疗目赤热痛，除心下伏热，止烦满咳逆。

野鸡

味甘酸，微寒，有小毒。主补中益气，止泄痢。久食令人瘦。九月至十一月食之，稍有益，他月即发五痔及诸疮，亦不可与胡桃及菌子、木耳同食。

角鸡

味甘，平，有小毒。五脏气喘不得息者，作羹臛食。炙食补中益气，久食瘦人，和荞麦食生

角鸡……十月可食：“山鸡，味甘，温，有小毒。主五脏气喘不得息者，如食法服之。然久食能发五痔，与荞麦面同食生虫。今辽阳有食鸡，味甚肥美；有角鸡，味尤胜诸鸡肉。”见《丛书》本、《文库》本。

肥虫，同豉食害人卵，同葱食生白寸虫。其肉粗味美，十月可食。

鸭

味甘，冷，无毒。补内虚，消毒热，利水道及治小儿热惊痫。

野鸭

味甘，微寒，无毒。补中益气，消食，和胃气，治水肿。绿头者为上，尖尾者为次。

鸳鸯

味咸，平，有小毒。主治瘘疮。若夫妇不和者，作羹私与食之，即相爱。

鸂鶒

味甘，平，无毒。治惊邪。

鸂鶒（xī chì）：一种水鸟，形大于鸳鸯，好并游。《本草纲目·禽部》鸂鶒条又作“紫鸳鸯”。

鹁鸽

味咸，平，无毒。调精益气，解诸药毒。

鸠

味甘，平，无毒。安五藏，益气明目，疗痈肿，排脓血。

鸨

鸨：一种水鸟。《本草纲目·禽部》鸨条："鸨，水鸟也。似雁而斑纹，无后趾。"

肉，味甘，平，无毒。补益人。其肉粗味美。

寒鸦

味酸咸，平，无毒。主瘦病，止咳嗽，骨蒸羸弱者。

鹌鹑

味甘，温平，无毒。益气，补五脏，实筋骨，耐寒暑，消结热，酥煎食之，令人肥下焦。四月以前未可食。

雀

味甘，无毒，性热。壮阳道，令人有子。冬月者良。

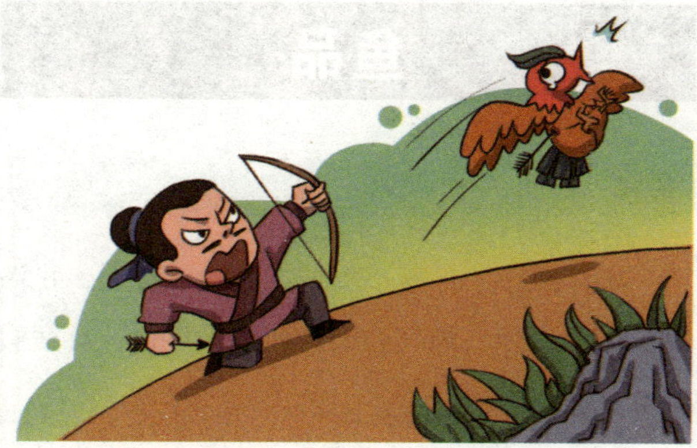

蒿雀

味甘，温，无毒。食之益阳道，美于诸雀。

益阳道：补肾助阳、益精血。

鱼品

鲤鱼

味甘，寒，有毒。主咳逆上气，黄疸，止渴安胎。治水肿，脚气。天行病后不可食，有宿瘕者不可食。

鲫鱼

味甘，温平，无毒。调中，益五脏。和莼菜作羹食良，患肠风痔瘘下血宜食之。

鲂鱼

甘，温平，无毒。补益与鲫鱼同功。若作脍食，助脾胃。不可与疳痢人食。

疳痢：病症名，出自《颅囟方》。指疳疾患儿合并痢疾，多由饮食不洁、寒温失调所致。

白鱼

味甘，平，无毒。开胃下食，去水气。久食发病。

黄鱼

味甘，有毒。发风动气，不可与荞面同食。

青鱼

味甘，平，无毒。南人作鲊。不可与芫荽、面酱同食。

鲊（zhǎ）：用鱼肉与酒酿一同发酵制成的食品。古人以为青鱼肉作鲊味最鲜美。《随息居饮食谱》："青鱼鲊，以盐糁酝酿而成，俗所谓糟鱼醉鲞是也。惟青鱼为最美，补胃醒酒，温营化食，但既经糟醉，皆能发疥动风，诸病人均忌。"

鲇鱼

味甘，寒，有毒。勿多食，目赤、须赤者，不可食。

沙鱼

味甘咸，无毒。主心气鬼疰，蛊毒，吐血。

心气鬼疰：指心脏的功能活动受到外界无名邪恶毒气的侵袭而出现的病症。心气，广义指心的功能活动，狭义指心脏推动血液循环的功能。

鳝鱼

味甘，平，无毒。主湿痹。天行病后，不可食。

鲍鱼

味腥臭，无毒。主坠蹶踠折瘀血，痹在四肢不散者，及治妇人崩血不止。

蹶（jué）：折损。

河豘鱼

味甘，温。主补虚，去湿气，治腰、脚、痔等疾。

石首鱼

味甘，无毒。开胃益气。干而味咸者，名为鲞。

阿八儿忽鱼

味甘，平，无毒。利五脏，肥美人，多食难克化。脂黄肉粗，无鳞，骨止有脆骨。胞可作鳔胶，甚粘。鳔与酒化服之，消破伤风。其鱼大者有一二丈长（一名鲟鱼，又名鳣鱼），生辽阳东北海河中。

破伤风：病名，见《仙授理伤续断秘方》。又名伤痉、金疮痉，多因外伤中风邪所致。临床表现为在伤愈或未愈时，见发寒发热，颜面肌肉痉挛，呈苦笑面容，牙关紧闭，舌强口噤，流涎；继则角弓反张，频频发作。后期说话、吞咽、呼吸俱感困难，甚则窒息。

乞里麻鱼

味甘，平，无毒。利五脏，肥美人。脂黄肉稍粗。脆亦作鳔。其鱼大者，有五六尺长，生辽阳东北海河中。

鳖

味甘，平，无毒。下气，除骨节间劳热、结

实壅塞。

蟹

味咸，有毒。主胸中邪热结痛，通胃气，调经脉。

虾

味甘，有毒。多食损人。无须者，不可食。

螺

味甘，大寒，无毒。治肝气热，止渴，解酒毒。

螺：软体动物，体外包着锥形、纺锤形或扁椭圆形的硬壳，上有旋纹，种类很多，如田螺、海螺、钉螺等。

蛤蜊

味甘，大寒，无毒。润五脏，止渴，平胃，解酒毒。

蝟

味苦，平，无毒。理胃气，实下焦。

蝟：即“猬”，兽名，与“鱼品”标题不符，疑脱目。

热毒：中医病名，指火热之邪过盛成毒。表现为红、肿、热、痛、甚则出血，伴口干舌燥、便秘等症状。

蚌

冷，无毒。明目，止消渴，除烦，解热毒。

鲈鱼

平。补五脏，益筋骨，和肠胃，治水气，食之宜人。

果品

桃

味辛甘，无毒。利肺气，止咳逆上气，消心下坚积，除卒暴击血，破癥瘕，通月水，止痛。桃仁止心痛。

梨

味甘，寒，无毒。主热嗽，止渴，疏风，利小便，多食寒中。

热嗽：咳嗽的一种，见《外台秘要》卷九。因伤于热郁，积热伤肺所致。症见咽喉干痛、鼻出热气、咳嗽痰不多、色黄稠黏、屡咳难出，或带血丝，或有发热。

疏风：即用祛风解表药疏散风邪的治法。

柿

味甘，寒，无毒。通耳鼻气，补虚劳，肠澼不足，厚脾胃。

木瓜

味酸，温，无毒。主湿痹邪气，霍乱吐下，转筋不止。

梅实：即乌梅。

梅实

味酸，平，无毒。主下气，除烦热，安心，止痢，住渴。

李子

味苦，平，无毒。主僵仆，瘀血，骨痛，除痼热，调中。

柰子

味苦，寒。多食令人腹胀，病人不可食。

石榴

味甘酸，无毒。主咽渴，不可多食，损人肺，止漏精。

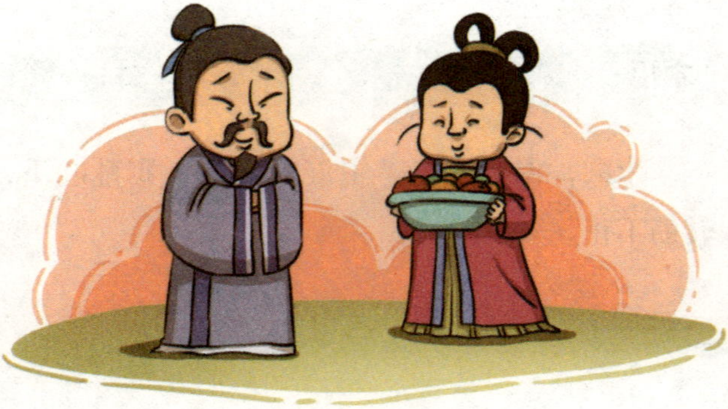

林檎

味甘酸，温。不可多食，发热，涩气，令人好睡。

杏

味酸。不可多食，伤筋骨。杏仁有毒，主咳逆上气。

柑子

味甘，寒。去肠胃热，利小便，止渴。多食发痼疾。

橘子

味甘酸，无毒，温。止呕，下气，利水道，去胸中瘕热。

无毒，温：疑为“温，无毒”。

橙子

味甘酸，无毒。去恶心。多食伤肝气。皮甚香美。

栗

味咸，温，无毒。主益气，厚肠胃，补肾虚。炒食壅人气。

枣

味甘，无毒。主心腹邪气，安中养脾，助经脉，生津液。

樱桃

味甘，主调中，益脾气，令人好颜色。暗风人忌食。

暗风：《食疗本草》有“不可多食，令人发暗风”。此“暗风”究竟为何病，待考。

葡萄

味甘，无毒。主筋骨湿痹，益气强志，令人肥健。

胡桃

味甘，无毒。食之令人肥健，润肌黑发，多食动风。

松子

味甘，温，无毒。治诸风头眩，散水气，润

五脏，延年。

莲子

味甘，平，无毒。补中养神，益气，除百疾，轻身不老。

鸡头

味甘，平，无毒。主湿痹，腰膝痛，补中，除疾，益精气。

鸡头：即芡实。

芰实

味甘，平，无毒。主安中，补五脏，轻身不饥。

荔枝

味甘，平，无毒。止渴生津，益人颜色。

龙眼

味甘，平，无毒。主五脏邪气，安志，厌食，除虫，去毒。

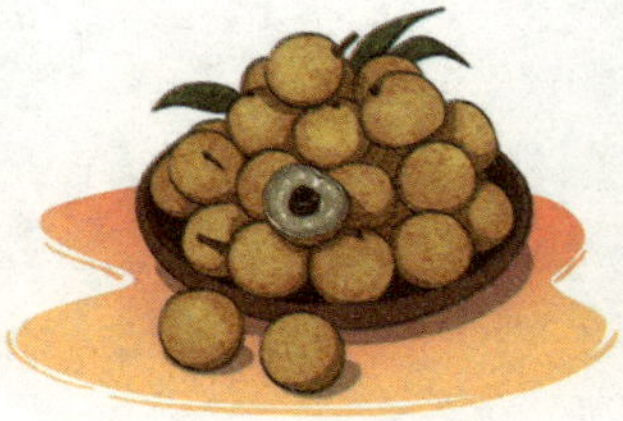

银杏

味甘苦，无毒。炒食煮食皆可，生食发病。

橄榄

味酸甘，温，无毒。主消酒，开胃，下气，止渴。

杨梅

味酸甘，温，无毒。主去痰，止呕，消食，下酒。

榛子

味甘，平，无毒。益气力，宽肠胃，健行，令人不饥。

榧子

味甘，无毒。主五痔，去三虫，蛊毒鬼疰。

去三虫：古药书上常用榧子驱杀寄生虫，如《食疗本草》有让患者每日吃七颗榧子，一共吃七日，治疗寸白虫的记载。

沙糖

味甘，寒，无毒。主心腹热胀，止渴，明目。

（即甘蔗汁熬成沙糖）

甜瓜

味甘，寒，有毒。止渴，除烦热。多食发冷病，破腹。

西瓜

味甘，平，无毒。主消渴，治心烦，解酒毒。

酸枣

味酸甘，平，无毒。主心腹寒热，邪结气聚，除烦。

海红

味酸甘，平，无毒。治泄痢。

香圆

味酸甘，平，无毒。下气，开胸膈。

香圆：香橼。芸香科柑橘属植物的果实。

株子

味酸甘，平，无毒，性微寒，不可多食。

平波：苹果。

平波

味甘，无毒。止渴生津。置衣服箧笥中，香气可爱。

八檐仁

味甘，无毒。止咳下气，消心腹逆闷。（其果出回回田地）

必思荅

味甘，无毒。调中顺气。（其果出回回田也）

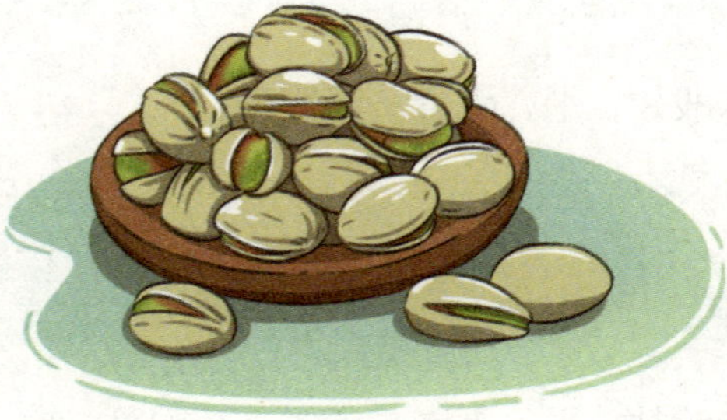

菜品

葵菜

味甘，寒平，无毒。为百菜主。治五脏六腑寒热，羸瘦，五癃，利小便，疗妇人乳难。

五癃：以小便不通为主症的疾病。

蔓菁

味苦，温，无毒。主利五脏，轻身，益气。蔓菁子明目。

芫荽

味辛，温，微毒。消谷，补五脏不足，通利小便。（一名胡荽）

芥

味辛，温，无毒。主除肾邪气，利九窍，明目，安中。

葱

味辛，温，无毒。主明目，补不足，治伤寒

发汗，去肿。

品菜

蒜

味辛，温，有毒。主散痈肿，除风邪，杀毒气。独颗者佳。

杀毒气：指大蒜具有强烈的杀灭多种致病菌的作用。

韭

味辛，温，无毒。安五脏，除胃热，下气，补虚。可以久食。

冬瓜

味甘，平，微寒，无毒。主益气，悦泽驻颜，令人不饥。

黄瓜

味甘，平，寒，有毒。动气发病，令人虚热。不可多食。

萝卜

味甘，温，无毒。主下气消谷，去痰癖，治渴，制面毒。

痰癖：古病名，见《诸病源候论·癖病诸候》。指水饮久停化痰，流移胁肋间，以致有时胁痛的病症。本症与饮癖相类似。

胡萝卜

味甘，平，无毒。主下气，调利肠胃。

天净菜

味苦，平，无毒。除面目黄，强志清神，利五脏。（即野苦买）

瓠

味苦，寒，有毒。主面目四肢浮肿，下水。多食令人吐。

菜瓜

味甘，寒，有毒。利肠胃，止烦渴。不可多食。（即稍瓜）

有毒：苦瓠有小毒，多食令人吐。

葫芦

味甘，平，无毒。主消水肿，益气。

蘑菇

味甘，寒，有毒。动气发病。不可多食。

菌子

味苦，寒，有毒。发五脏风，壅经脉，动痔病，令人昏闷。

壅经脉，动痔病：据《食疗本草·卷上》菌子条改。原本作“擁气动脉痔”。

木耳

味苦，寒，有毒。利五脏，宣肠胃，壅毒气。不可多食。

竹笋

味甘，无毒。主消渴，利水道，益气。多食发病。

蒲笱

味甘，无毒。补中益气，治血脉。

藕

味甘，平，无毒。主补中，养神，益气，除疾，消热渴，散血。

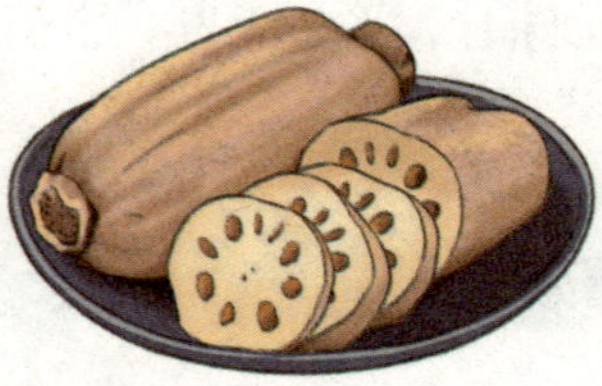

益气，除疾：《神农本草经·上品》藕实茎条作“益气力，除百疾”。

山药

味甘，温，无毒。补中益气，治风眩，止腰痛，壮筋骨。

芋

味辛，平，有毒。宽肠胃，充肌肤，滑中。野芋不可食。

莴苣

味苦，冷，无毒。主利五脏，开胸膈壅气，通血脉。

白菜

味甘，温，无毒。主通行肠胃，除胸中烦，解酒渴。

温：多数药书为其性“平”。

蓬蒿

味甘，平，无毒。主通利肠胃，安心气，消水饮。

茄子

味甘寒，有小毒。动风，发疮及痼疾。不可多食。

苋

味苦，寒，无毒。通九窍。苋子，益精。菜，不可与鳖同食。

芸台

味辛，温，无毒。主风热，丹肿，乳痈。

波稜：菠菜。

波稜

味甘，冷，微毒。利五脏，通肠胃热，解酒毒。（即赤根）

莙荙：叶用甜菜，藜科甜菜属中的变种。其嫩叶可作蔬菜。

莙荙

味甘，寒，无毒。调中下气，去头风，利五脏。

香菜

味辛，平，无毒。与诸菜同食，气味香，辟腥。

蓼子

味辛，温，无毒。主明目，温中，耐风寒，下水气。

马齿

味酸，寒，无毒。主青盲白翳，去寒热，杀诸虫。

天花

味甘，平，有毒。与蘑菇稍相似，未详其性。（生五台山）

回回葱

味辛，温，无毒。温中，消谷，下气，杀虫。久食发病。

甘露子

味甘，平，无毒。利五脏，下气，清神。（名滴露）

青盲：病症名。多因肝肾亏衰，精血虚损，目窍萎缩所导致的眼外观无异常而逐渐失明者，相当于现代医学中的视神经萎缩。

杀诸虫：主治痢疾、肠炎、腹泻、湿热性黄疸。

榆仁

味辛，温，无毒。可作酱，甚香美。能助肺气，杀诸虫。

沙吉木儿

味甘，平，无毒。温中，益气，去心腹冷痛。（即蔓菁根）

出莙荙儿

味甘，平，无毒。通经脉，下气，开胸膈。（即莙荙根也）

山丹根

味甘，平，无毒。主邪气腹胀，除诸疮肿。（一名百合）

海菜

味咸，寒，微腥，无毒。主瘿瘤，破气核、痈肿。勿多食。

瘿瘤：病名。出自《中藏经》。瘿与瘤的合称。或单指瘿。瘿，又名"大脖子"病，多指甲状腺肿大的一类疾患。

蕨菜

味苦，寒，有毒。动气发病，不可多食。

薇菜

味甘，平，无毒。益气，润肌，清神，强志。

苦买菜

味苦，冷，无毒。治面目黄，强力，止困，可傅诸疮。

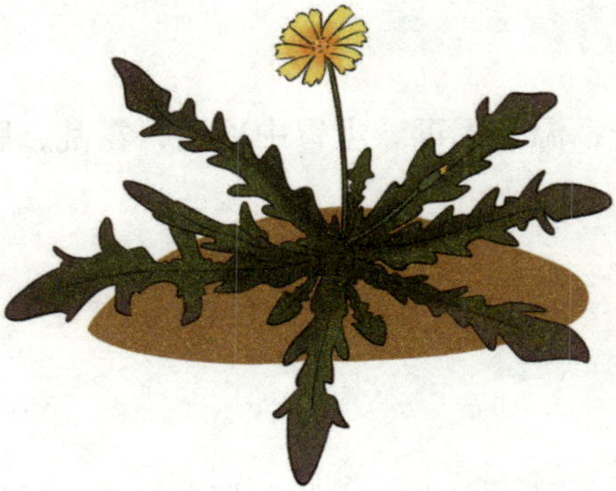

水芹

味甘，平，无毒。主养神益气，令人肥健，杀药毒，疗女人赤沃。

赤沃：病名，指妇人常有不正常的赤色黏沫状液体排出，有时也将下赤痢者称为赤沃。这里所指应为前者。

料物性味

胡椒

味辛，温，无毒。主下气，除脏腑风冷，去痰，杀肉毒。

小椒

味辛，热，有毒。主邪气咳逆，温中，下冷气，除湿痹。

良姜

味辛，温，无毒。主胃中冷逆，霍乱，腹痛，解酒毒。

茴香

味甘，温，无毒。主膀胱肾经冷气，调中止痛，住呕。

甘草

甘草：甘草这一品类以下并芫荽子、干姜、生姜四条。

味甘，平，无毒。和百药，解诸毒。

芫荽子

辛，温，无毒。消食，治五脏不足，杀鱼肉毒。

干姜

味辛，温热，无毒。主胸膈咳逆，止腹痛，霍乱，胀满。

生姜

味辛，微温。主伤寒头痛，咳逆上气，止呕，清神。

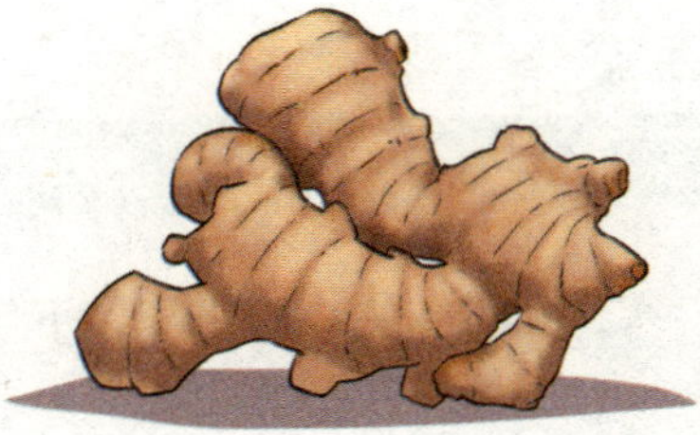

莳萝

味辛，温，无毒。健脾开胃，温中，补水藏，杀鱼肉毒。

水藏：肾脏在中医中被视为水藏，主要负责水液的调节。

陈皮

味甘，平，无毒。止消渴，开胃气，下痰，破冷积。

草果

味辛，温，无毒。治心腹痛，止呕，补胃，下气，消酒毒。

桂

味甘辛，大热，有毒。治心腹寒热，冷痰，利肝肺气。

姜黄

味辛苦，寒，无毒。主心腹结积，下气破血，除风热。

荜拨

辛，温，无毒。温中下气，补腰脚，消食，除胃冷。

补腰脚：原本作“补腰脚痛”，据《本草拾遗》改。

缩砂

味辛，温，无毒。主虚劳冷泻，宿食不消，下气。

荜澄茄

味辛，温，无毒。消食下气，去心腹胀，令人能食。

五味子

味酸，温，无毒。益气补精，温中润肺，养脏强阴。

强阴：可以理解为能治疗因阴分不足、津液亏损等造成的病症。

苦豆（即葫芦芭）

味苦，温，无毒。主元藏虚冷，腹胁胀满，治膀胱疾。

红麹

味甘，平，无毒。健脾益气，温中。淹鱼、肉内用。

黑子儿

味甘，平，无毒。开胃下气。烧饼内用，极香美。

马思荅吉：见“马思荅吉汤”注。

马思荅吉

味苦香，无毒。去邪恶气，温中利膈，顺气止痛，生津解渴，令人口香。（生回回地面，云是极香种类）

咱夫兰

味甘，平，无毒。主心忧郁积，气闷不散，久食令人心喜。（即是回回地面红花，未详是否）

哈昔泥

味辛，温，无毒。主杀诸虫，去臭气，破癥瘕，下恶除邪，解蛊毒。（即阿魏）

稳展

味辛，温苦，无毒。主杀虫去臭。其味与阿魏同。又云，即阿魏树根，淹羊肉香味甚美。

胭脂

味辛，温，无毒。主产后血运，心腹绞痛，可傅游肿。

运：意为眩晕，昏厥，通“晕”。

栀子

味苦，寒，无毒。主五内邪气，疗目赤热，利小便。

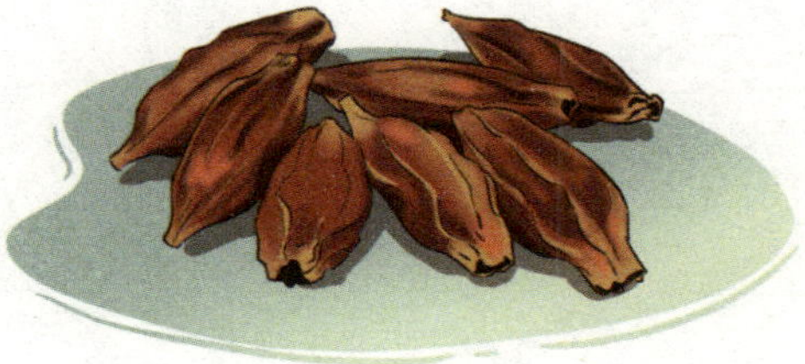

蒲黄

味甘，平，无毒。治心腹寒热，利小便，止血疾。

回回青

味甘，寒，无毒。解诸药毒。可敷热毒疮肿。